中国儿童用药立法研究

主编　史录文　王晓玲

中国协和医科大学出版社

图书在版编目（CIP）数据

中国儿童用药立法研究 / 史录文，王晓玲主编 .—北京：中国协和医科大学出版社，2017.4

ISBN 978-7-5679-0793-5

Ⅰ . ①中… Ⅱ . ①史… ②王… Ⅲ . ①小儿疾病—药物—药品管理法—研究—中国 Ⅳ . ① D922.164

中国版本图书馆 CIP 数据核字（2017）第 073264 号

中国儿童用药立法研究

主　　编：史录文　王晓玲
责任编辑：许进力　宋少华
策划编辑：林丽开　张　瑜

出版发行：中国协和医科大学出版社
（北京东单三条九号　邮编 100730　电话 65260431）
网　　址：www.pumcp.com
经　　销：新华书店总店北京发行所
印　　刷：北京盛通印刷股份有限公司

开　　本：787×1092　1/16 开
印　　张：13.5
字　　数：200 千字
版　　次：2017 年 5 月第 1 版
印　　次：2017 年 5 月第 1 次印刷
定　　价：58.00 元

ISBN 978-7-5679-0793-5

《中国儿童用药立法研究》编审专家名单

编写指导委员会委员（按姓氏笔画排序）

王晓玲　王雪涛　申昆玲　史录文　朱宗涵　杨　青
李　波　汪建荣　张　锋　郑　宏　戚　畅　韩会学

主　编　史录文　北京大学药学院
北京大学医药管理国际研究中心
王晓玲　首都医科大学附属北京儿童医院
国家卫生计生委儿童用药专家委员会办公室

编　委（按姓氏笔画排序）

万　欣　北京市律协医药卫生法律专业委员会
王小川　首都医科大学附属北京儿童医院
申昆玲　首都医科大学附属北京儿童医院
国家卫生计生委儿童用药专家委员会
朱宗涵　国家卫生计生委儿童用药专家委员会
孙　桐　北京大学药学院
张艳菊　首都医科大学附属北京儿童医院
陈　敬　北京大学药学院
陈昌雄　北京大学医药管理国际研究中心
范浩信　国家卫生计生委儿童用药专家委员会办公室
周　雷　中国社科院法学研究所
赵　维　山东大学/巴黎 Robert Debre 医院
欧洲药监局建模与仿真委员会
法国药监局儿科药物评审委员会
贾露露　首都医科大学附属北京儿童医院
郭志刚　北京大学药学院

郭春彦　首都医科大学附属北京儿童医院
谢晓慧　北京大学药学院
樊　荣　北京清华长庚医院医患关系办公室
魏国旭　北京大学药学院

序

儿童时期是人生发展的关键时期。为儿童提供必要的生存、发展、受保护和参与的机会及条件，最大限度地满足儿童的发展需要，发挥儿童潜能，能为儿童一生的发展奠定重要基础。

儿童是人类的未来，是社会可持续发展的重要资源。儿童发展是国家经济社会发展与文明进步的重要组成部分，促进儿童发展，对于全面提高中华民族素质，建设人力资源强国具有重要战略意义。

保障儿童健康作为医疗卫生事业优先发展的领域，受到国家的高度重视以及全社会的共同关注。巨大的人口基数和高患病率引发儿童用药巨大的市场需求，但儿童用药供给不足，适宜儿童制剂缺乏，儿童用药使用隐患多以及儿科医务人员短缺等问题亟待解决。

在党中央、国务院颁布的一系列文件中，对儿童用药的研发、审评、审批、生产、采购、使用等作出了一系列明确规定。但是，这些规定只是停留在部门文件层面，没有法律依据，不具备强制执行力，并不能系统地解决儿童用药现存的问题。

在深化医药卫生体制改革和保障儿童健康发展的双重背景下，关注儿童用药问题，具有重要的现实意义。本书基于中国儿童用药现状，结合借鉴国际先进经验，对完善儿童用药政策相关立法进行研究，这对促进我国儿童用药立法、提高儿童用药可及性、增进儿童健康，必将产生良好的推动作用。

张文康

国家卫生计生委儿童用药专家委员会顾问

前言

儿童的健康发展深刻影响国家未来的发展。保障儿童健康作为医疗卫生事业优先发展的领域，受到国家的高度重视和全社会的共同关注。《中国儿童发展纲要（2011～2020年）》总目标中提出要完善覆盖城乡儿童的基本医药卫生制度，提高儿童身心健康水平。儿童医疗保健是儿童健康发展的重要保障，儿童用药是确保儿童医疗保健水平的重要一环。

根据联合国《儿童权利公约》的定义，儿童是指18岁以下的人口，即0～17周岁的人口。在中国，儿童通常是指0～14岁的人口。我国儿童的人口数量大，第六次全国人口普查主要数据显示，2010年中国0～17岁人口为2.79亿，占全国总人口的21%，其中0～14岁儿童人口大约2.224亿，占总人口的16.6%；国家统计局数据显示，截至2014年我国儿童人口数为2.3亿，占全国总人口比重的16.5%。全面二胎政策实施后，中国每年新生儿的数量将达2000万左右，2016年将比2015年增加约340万人，而近年的新生儿将成为未来10～15年儿童用药市场的需求主体。我国儿童的患病率高，2013年国家卫生计生委第五次中国卫生调查研究报告显示，0～4岁儿童的两周患病率高达10.6%，5～14岁的儿童也达到5.3%，同时部分疾病发病呈现低龄化趋势。

巨大的人口基数和高患病率引发儿童用药巨大的市场需求，而与此相对应，我国儿童用药现状却不容乐观。据有关数据统计，患病儿童人口占我国总患病人口数的19.25%，而儿童药销售额仅占我国医药市场的3%；另外，在目前我国现有的3500多个药物制剂品种中，儿童药物剂型占比不足2%，其中，2015年药品审批2690件，而儿童药仅有19件，占0.7%。虽然我国儿童医疗保健事业有了很大的发展，但儿童用药需求量大但供给不足、适宜儿童制剂缺乏、儿童用药使用存在诸多隐患以及儿科医务人员短缺等问题仍亟待解决。

保障儿童基本用药需求，促进儿童用药安全科学合理使用，对于防治儿童疾病、提升儿童健康水平具有重要意义。但目前针对儿童用药的相关规定只是停留在部门文件层面，没有法律依据，不具备强制执行力，并不能系统地解决儿童用药现存的问题。因此，在深化医药卫生体制改革和保障儿童健康发展的双重背景下，关注儿童用药问题，借鉴国际先进经验，完善相关政策立法，具有重要的现实意义。

史录文　王晓玲

2017年2月

目 录

第一章　中国儿童用药现状

第一节　儿童用药需求量大

一、人口数量大

第六次全国人口普查主要数据显示，2010 年中国 0 ～ 17 岁人口数量为 2.79 亿，占全国总人口的 21%；在中国，儿童通常是指 0 ～ 14 岁的人群。参照国家统计局《全国人口普查主要数据公报》和《国民经济和社会发展统计公报》，2010 年，我国 0 ～ 14 岁人口数量达 2.22 亿，占总人口的 16.6%，我国历年来的儿童人口具体情况见表 1–1。

表 1–1　我国历年 0 ～ 14 岁人口数量统计

年份	0 ～ 14 岁儿童（亿）	来源
1964 年	2.81	国家统计局第二次全国人口普查公报
1982 年	3.45	关于 1987 年全国 1% 人口抽样调查主要数字的公报
1987 年	3.07	关于 1987 年全国 1% 人口抽样调查主要数字的公报
1990 年	3.21	国家统计局第五次全国人口普查公报
2000 年	2.90	国家统计局第五次全国人口普查公报
2005 年	2.65	2005 年全国 1% 人口抽样调查主要数据公报
2010 年	2.22	国家统计局第六次全国人口普查公报

全面二胎政策实施后，中国每年新生儿的数量将达 2000 万人左右，2016 年将比 2015 年增加 340 万人。

儿童人口基数大，就诊儿童患者多，儿童用药需求量大。

二、疾病低龄化

有研究调查显示，临床上一方面儿童常见病、多发病的就诊率持续居高不下；另一方面成人常见病，如糖尿病、肥胖症及心脑血管疾病等发病也日益低龄化。先天性心脏病、急慢性白血病等重大疾病在我国儿童中的发病率也有不断攀升的趋势。Karpa 在研究中提到，2002 ～ 2005 年，口服降糖药物在青少年中的使用率明显上升，青少年女性尤为明显（高达 166%）；降脂类药物主要是他汀类药物在儿科患者中的使用涨幅达 15%。北京儿童医院于 2015 年底对全国 36 家儿童专科医院的现行化学药物及生物制品目录及 2012 ～ 2014 年出院患者疾病构成数据进行调取，开展实证调研工作。医院的选取覆盖华东、华北、华南、华中、东北、西南、西北七大行政区，包括：首都医科大学附属北京儿童医院、河北省儿童医院、天津市儿童医院、山西省儿童医院、哈尔滨市儿童医院、内蒙古自治区妇幼保健院、复旦大学附属儿科医院、上海市儿童医院、上海儿童医学中心、大连市儿童医院、昆明市儿童医院、安徽省立儿童医院、江西省儿童医院、武汉市妇女儿童保健中心、重庆医科大学附属儿童医院、西安市儿童医院、贵阳市妇幼保健院（贵阳市儿童医院）、青海省妇女儿童医院、南京医科大学附属南京儿童医院、哈尔滨市儿童医院、湖南省儿童医院、四川省妇幼保健院、苏州大学附属儿童医院、福州儿童医院、郑州市儿童医院、山东省聊城市儿童医院、广西壮族自治区妇幼保健院、深圳市儿童医院、浙江大学医学院附属儿童医院、乌鲁木齐儿童医院、长春市儿童医院、杭州儿童医院、广州市妇幼保健院、宁夏儿童医院、海南省儿童医院（海南省妇幼保健院）、兰州大学第二医院（甘肃省儿童医院），调研组根据国际疾病分类（international classification of diseases，ICD），对 34 家儿童专科医院 2012、2013 和 2014 年出院患者的疾病构成分别进行汇总、去重和统计，结果显示，2012 年共有 18130 种疾病，住院患者总数为 1104159 例次；2013 年共有 17356 种疾病，住院患者总数为 1217543 例次；2014 年共有 15428 种疾病，住院患者总数为 1395126 例次。其中，不同年份患者数量排名前十位的疾病构成如表 1–2 所示。

表 1-2 2012 ～ 2014 年患者人数排名前十位的疾病构成 （例；%）

排名	2012 年			2013 年			2014 年		
	疾病	患者数量	比例（%）	疾病	患者数量	比例（%）	疾病	患者数量	比例（%）
1	肺炎	189373	17.2	肺炎	196561	16.1	肺炎	222291	15.9
2	支气管炎	46599	4.2	支气管炎	39739	3.3	腹股沟疝	43317	3.1
3	腹股沟疝	34748	3.1	腹股沟疝	36939	3.0	支气管炎	42140	3.0
4	手足口病	24479	2.2	手足口病	23951	2.0	手足口病	30209	2.2
5	上呼吸道感染	21577	2.0	肿瘤化学治疗疗程	23825	2.0	化学治疗	27440	2.0
6	腹泻	14093	1.3	癫痫	16787	1.4	上呼吸道感染	21383	1.5
7	癫痫	12216	1.1	新生儿高胆红素血症	15960	1.3	新生儿高胆红素血症	21134	1.5
8	黄疸	11785	1.1	急性淋巴细胞性白血病	13667	1.1	癫痫	19684	1.4
9	新生儿高胆红素血症	11707	1.1	腹泻	13146	1.1	急性淋巴细胞白血病	17605	1.3
10	急性淋巴细胞性白血病	10461	0.9	急性上呼吸道感染	11143	0.9	过敏性紫癜	13132	0.9

从结果中可以看出，2012 ～ 2014 年前四位疾病构成变化不大，肺炎一直位居疾病构成首位，但 3 年来在总构成中所占比例呈逐年下降趋势；另外，同为呼吸系统疾病的支气管炎在 2012 ～ 2013 年位居第二，2014 年位居第三，在总构成中所占比例也呈逐年下降趋势；腹股沟疝由 2012 ～ 2013 年的第三位上升为 2014 年的第二位，而在总构成中所占比例基本保持不变；手足口病一直位居第四位，所占比例也基本保持不变。与 2012 年相比，2013 年和

2014年上呼吸道感染在总构成中所占比例有所下降，而肿瘤化学治疗疗程则从前十位以外上升到第五位。另外值得注意的是，3年中急性淋巴细胞白血病在总构成中所占比例也呈逐渐上升趋势。随着肿瘤化学治疗和急性淋巴细胞白血病在总构成中所占比例的上升，疾病呈低龄化趋势，抗肿瘤用药也逐渐成为儿科临床常用药物。

成人药物的剂型、规格等并未考虑儿童用药特点，由于上述原因，其虽不适宜儿童却亟待用于儿童，从而加重了儿童用药缺乏的现状。

第二节　儿童用药供给不足

一、适宜儿童制剂缺乏

儿童用药缺乏是世界性的问题，但我国目前面临的儿童专用药品少、儿童适用剂型药品缺乏、儿童适宜规格药品缺乏和作为儿童用药重要补充的医院制剂使用受限等窘境表现尤为突出。

1. 儿童专用药品少　北京儿童医院2011年牵头对我国六大行政区共15家医疗机构的儿童用药现状调查，其中儿童专科医院8家，儿童医院、妇幼保健院2家，妇产（女）儿童医院2家，妇幼保健院1家，综合医院2家，参加课题单位全部为三级甲等医院，基本覆盖全国各大行政区域。调研结果显示，我国儿科临床所用药物共计约1000种，针对儿童的专用药品仅占5%。15家医院纳入调查的药品共6020种，其中儿童专用药品253种，用于儿童的药品5767种，分别筛去重复品种，最终得到儿童专用药品45种（处方药22种，非处方药23种）；用于儿童的药品1053种（处方药873种，非处方药180种）。2010年山西省儿童医院对该院使用的507种药品调查结果显示，儿童专用药品仅有61种（12.0%），且大多为中成药。2012年陈敏玲等对上海儿童医学中心728种药品调查发现，仅有117个品种（16.1%）为儿童专用药品，其中口服制剂91种，没有儿童专用缓、控释等新剂型。

2. 儿童适用剂型药品缺乏　在我国上市的药品中，儿童用药的主要剂型是普通片剂和注射剂，WHO建议的适宜儿童的剂型（例如粉末吸入剂、滴剂、栓剂、糖浆剂、气雾剂、口服溶液剂）所占的比例十分有限。2012 年国家卫生计生委药政司委托北京儿童医院课题“《国家基本药物目录》（2012 年版）适宜儿童的药物品种、剂型、规格的研究”结果显示，《国家基本药物目录》（2012 年版）中注明儿童“用法用量”信息的化学药品和生物制品涉及 12 种剂型，每种剂型包含药品规格 1 ～ 6 个，占据前 4 位的分别是注射剂（142 种），片剂（89 种），溶液剂（21 种）和胶囊剂（19 种）；而中成药制品共涉及 9 种剂型，每种剂型包含药品规格 1 ～ 4 个，占据前 4 位的剂型分别是颗粒剂、合剂、片剂、丸剂。

《WHO 儿童基本药物标准清单》纳入了一些相对安全、有效、经济和可及的药物，用来治疗儿童中死亡率和发病率高的疾病，纳入清单的药品也便于各国纳入其相关报销目录，抵御了当时全球儿童的疾病负担。该清单定期更新，已于 2015 年 4 月份公布至第 5 版，为儿童用药的选择提供了参考依据。我国作为发展中国家，医疗资源比较有限，尤其儿童用药适宜品种少、适宜剂型和规格缺乏等问题比较突出，亟待采取措施解决。为此，国家卫生计生委、国家发展改革委、工业和信息化部、人力资源社会保障部、国家食品药品监管总局和国家中医药局六部委于 2014 年 5 月联合发布《关于保障儿童用药的若干意见》，明确指出保障儿童基本用药需求对于防治儿童疾病、提升儿童健康水平具有重要意义。因此，制定符合我国国情的儿童基本药物目录刻不容缓，它将为保障儿童用药提供重要指导。《WHO 儿童基本药物标准清单》的遴选及更替原则考虑到儿童的特殊性，有一些特殊的规定：①遴选原则中要求申请中有充足的有效性和安全性数据，但由于儿童用药数据的缺乏，WHO 基本药物目录遴选小组委员会认为如果某一药物被公认的监管当局批准用于特定的年龄阶段的治疗，那么该批准信息即可以作为该药物申请中的有效性及安全性数据。②对于儿童复方制剂的遴选，WHO 基本药物目录遴选小组委员会认为复方制剂中的各成分的规格要确保适合更多儿童年龄阶段的人群使用，尤其是在治疗慢性疾病时，要尽可能简化处方，以提高患者的依从性，并且要有充足的证据证明复方制剂中的各成分在低剂量时不会有治疗失败和抗药性发展的风险，在高剂量时不会出现毒性。为使 WHO 的基本药物目录符合各国的要求，各国还应考虑以下因素：当地的人口统计学因素、疾病的类型、医疗设备、工作人员的培训和经验状况、药物的可获得性、资金的来源及环境因素。

剂型和规格的遴选原则：在儿童基本药物剂型方面，WHO 从儿童用药安全出发，纳入了刻痕片，利于儿童用药拆分剂量；从方便儿童使用出发，纳入咀嚼片、含化片、粉剂、喷雾剂、粉雾剂、透皮贴剂，提高用药依从性。

出于对儿童药物剂型和规格的重视，WHO 基本药物目录遴选小组委员会对儿童药物剂型提出了一些建议：①对发展中国家来说，最合适的剂型就是具有灵活性固体制剂，如片剂可以制成可分散片或者该片剂可用于制备液体制剂（如混悬液和溶液）；②注射剂和直肠制剂可用于治疗病情严重及不能吞咽的儿童；③允许任何溶液、悬浮液或者其他形式的液体作为口服液，颗粒剂或者粉末作为口服液体的补充可代替口服液；④对于需要维持持久血浆浓度的药品，可以制成贴剂和透皮给药制剂。

3. 儿童适宜规格药品缺乏　儿童适宜规格药品十分缺乏。对北京儿童医院住院药房 105 种口服片剂分剂量使用情况进行调查，其中 98 种（93.33%）需要分剂量使用，涉及抗感染药物、消化系统用药、心血管系统用药、血液系统用药等 12 个类别。该调查表明我国儿童适宜规格药品十分缺乏，儿童用药的供给不足。

儿童专用规格的缺乏导致用药剂量不准确，北京儿童医院 2012 年对住院药房片剂分剂量使用情况进行调查，共涉及 12 类 98 种药品，结果表明刻痕片和药片切割器分割基本能保证分剂量的准确性，而磨粉分包的合格率仅为 35%。大多数药物也缺乏刻痕片，而药片切割器也仅能分割有限的 1/2、1/4、1/8 等规格。

4. 医院制剂使用受限　医院制剂能够弥补市售儿科药品不足，是儿童用药的重要补充。但目前医院制剂的使用范围受政策的制约，其发展又受到资金、技术的限制，并没有充分发挥医院制剂的优势。例如“青紫合剂”是首都医科大学附属北京儿童医院临床应用多年的院内中药制剂，主要用于小儿热毒、血淤、血热导致的过敏性紫癜。其方源于京城著名“小儿王”王鹏飞先生 20 世纪 70 年代研制的“青紫汤”。在长期临床应用的基础上北京儿童医院通过立项研究固定了其处方工艺，于 1998 年获得北京市药品监督管理局医院制剂批准文号，其在改善患儿临床症状，降低疾病复发率及治疗过敏性紫癜并发的腹型紫癜、紫癜肾炎等方面经大量患者验证具有良好的疗效，目前，该药年用量近十万瓶，尚未发现不良反应，受到广大医务人员及患儿家长的一致好评。但限于该合剂一直缺乏研究平台，其粗糙的制剂工艺及稳定性较差的合剂形式所带来的药物质量不可控、储存时间短、患者携带服用不便等缺点，严重制约了该药品的广泛应用。

二、儿童用药信息缺乏

药品说明书是医师处方、药师审方以及患者安全有效用药的重要依据。《药品管理法》规定药品的说明书上必须注明药品的适应证或者功能主治、用法、用量、禁忌、不良反应和注意事项。药品说明书是药品生产企业提供的，经国家食品药品监督管理部门批准的包含药品安全性、有效性等重要科学数据、结论和信息的技术性资料，是指导医师开具处方、指导合理安全用药的技术性资料和依据，其中标注的儿童用药信息直接关系到儿童用药的安全性和有效性，在临床药物治疗过程中发挥着不可或缺的作用，是判断用药行为是否得当最具法律效力的依据。因此，为促进儿童合理用药，规范药品说明书中的儿童用药信息尤为重要。

儿童作为一个特殊的群体，生长发育是其突出特点，各脏器和身体机能都处于不断生长、成熟和完善的过程中，各年龄段儿童的身高、体重、体表面积、组织器官、内脏功能等差别很大，对药物的代谢过程等与成人不同，因此，临床上对用于儿童的药品要给予特殊的关注。

但由于目前我国市场上绝大多数药品上市前未进行儿童临床试验，儿童临床使用的绝大多数药品和市场上常见药品都存在着说明书缺项或标准不规范。儿童用法用量等项目空缺，或仅标识有“儿童酌减”；没有儿童适应证、用于儿童的疗效和安全性数据，或仅标有“儿童遵医嘱”，甚至“此药品用于儿童的安全、有效性尚未研究”。在儿童中进行临床试验的操作可行性低和伦理学等问题，导致无法对药品的安全性和有效性进行有效评估，所以很多药品说明书缺乏儿童使用信息，这也是导致儿童超说明书（off-label）用药的重要原因之一。儿童是一个特殊的群体，对许多药物的代谢、排泄和耐受性较差，具有特殊的反应性和敏感性，其药动学和药效学与成人有较大差别，因此儿童超说明书用药更容易增加用药风险。通过调研了解到，北京儿童医院常用中成药中有 61% 的药品说明书中未注明儿童使用剂量；常用西药中有 46% 的药品说明书中未注明儿童使用剂量。首都儿科研究所常用西药中有 45% 的药品说明书中无儿童使用剂量；常用中成药中有 47% 的药品说明书中无儿童使用剂量。儿科消化专业常用的 52 种药品说明书中，31 种无儿童用量，占总数的 59.6%，2 种有年龄限制；心脏专业常用的 49 种药品说明书中，33 种无儿童用量，占总数的 67%；血液专业常用的 24 种药品说明书中，7 种无儿童用量，占总数的 29.2%；在有儿童适应证的西药中，有 26% 的药品说明书中标明某些年龄段禁用、慎用或安全性不明确等。例如，“奥得清”是儿科常用的抗病毒药品，但其说明书中没有关于儿童用药的任何信息。

1. 药品说明书儿童用药信息缺乏

（1）*儿童用法用量信息缺乏*：解放军 210 医院对本院门急诊和住院患者常用的 310 种药品的说明书进行统计分析，结果显示，在所有调查的说明书中只有 25.5% 准确标明儿童的用法用量。朱勤等对南京市某儿童医院常用的 628 种药品说明书中有关儿童用药信息进行统计分析，结果显示有 54.5% 的药品说明书标明了儿童用法用量信息。崔建敏等对郑州市儿童医院所有 737 份药品说明书中有关儿童用药的信息和指导儿童用药情况进行调查，结果显示明确标明儿童用法用量信息的说明书有 387 份，占 52.5%，标明新生儿用法用量信息的说明书仅有 43 份，占 5.8%。广东省东源县妇幼保健院对该院 2012 年 1–10 月 102 份儿童常用药品说明书内容进行调查分析，其中标注有儿童用法用量的仅有 39 份，占 38.24%。上海交通大学医学院附属上海儿童医学中心对本院 728 种药品的说明书进行调查，结果仅 381 种（52.3%）有明确的儿童应用年龄范围、用法用量等资料。另外，该医院还针对口服药品进行了研究，在 236 个口服药品说明书中标明儿童剂量的有 143 个，占 60.59%。北京军区总医院、东阳市人民医院分别对本院高危药品的说明书中有关儿童用药信息进行了调查，其中有儿童用法用量信息的说明书占比分别为 38.8%（78/201）和 38.5%（47/122）。四川省成都市龙泉驿区第二人民医院、佛山市第二人民医院分别对本院抗感染药、抗生素的说明书有关儿童用药信息进行了调查，其中有儿童用法用量信息的说明书占比分别为 70%（35/50）和 70.9%（78/110）。

综合以上文献结果可以看出，标注儿童用法用量的药品说明书占比不高，其中标注新生儿用法用量的药品占比更少，这从一定程度上表明了我国药品说明书存在儿童用法用量信息缺乏的问题。目前，对于没有明确儿童用法用量的药品，医师主要参考国内外相关诊疗指南或从儿科权威书籍中寻求建议，如《中国国家处方集》《中国药典——临床用药须知（2010版）》等，或者参考成人剂量，根据儿童年龄、体重、体表面积进行推算。但是不同方法得出的剂量信息有时存在较大差异，更重要的是儿童处于生长发育阶段，机体各系统器官的功能尚未发育完善，对药物的吸收、分布、代谢、排泄、不良反应等用药情况无论是与成人还是与不同年龄段的儿童相比均有差异，容易造成用药过量或不足。因此，药品说明书中儿童用法用量的缺乏给儿童患者带来了巨大的用药风险。

所调查的药品，无论处方药还是非处方药中，儿童专用药品所占比例极少，难以满足临床治疗的需求，因此将成人药品超说明书用于儿童的现象普遍存在。用于儿童的药品在调查中所占很高比例，作为调查分析的重点。

纳入调查药品的剂型主要为注射剂、片剂、溶液剂、颗粒剂、混悬剂、胶囊剂、软膏剂、滴丸剂、滴眼剂、糖浆剂、丸剂、乳膏剂、散剂、气雾剂、凝胶剂、吸入剂、喷雾剂、滴耳剂、栓剂、酏剂、胶丸剂、外用冻干粉等。儿童专用药品的剂型包括滴剂、胶囊剂、颗粒剂、酏剂、注射剂、混悬剂、溶液剂、片剂、糖浆剂、栓剂、乳剂、散剂和丸剂。

纳入调查药品的作用类别以抗感染药物为首位；其次为呼吸系统用药、内分泌系统用药、泌尿系统用药、神经系统用药、消化系统用药、心血管系统用药、血液系统用药；再次为解热镇痛抗炎药与抗风湿药、精神药物、抗过敏药、眼科用药、皮肤科用药、耳鼻咽喉科用药及X线与CT造影剂。调查发现儿童专用药品中维生素类药、矿物质与微量元素以及营养药占有率最高。

各参加单位纳入调查药品中，除了非处方药中儿童专用药品说明书项目中“用法用量”项儿童用药信息比较完整外（14家医院比较差别无统计学意义），非处方药中用于儿童的药品、处方药中儿童专用药品及用于儿童的药品，说明书主要项目中含有儿童用药信息的药品占有率比较均存在显著性差异，提示目前各医疗机构儿童所使用的药品在儿童用药信息涵盖方面不甚一致，所选取的药品差异较大，有必要出台一个国家层面上的儿童用药信息涵盖率比较一致的儿童基本用药目录，以保障儿童临床用药安全、有效。非处方药中用于儿童的药品说明书中儿童用药信息匮乏，其中“不良反应、禁忌”项中儿童用药信息甚少，15 家单位此两项比较差异无统计学意义。

对说明书项目中儿童用药信息覆盖率情况分析：处方药说明书“儿童用药、临床试验”项中的儿童用药信息，在儿童专用药和用于儿童的药品说明书中的覆盖率均数比较差异无统计学意义，“临床试验”项中儿童用药信息的覆盖率最低，儿童专用药品平均为 9.35%，用于儿童的药品平均为 3.19%，其他项目中儿童用药信息，在儿童专用药和用于儿童的药品说明书中的覆盖率均数比较，差异均有统计学意义；对于非处方药，“注意事项”项中的儿童用药信息在儿童专用药和用于儿童的药品说明书中的覆盖率均数比较差异无统计学意义，其他项目的比较差异均有统计学意义。总体来看，对于结果差异有统计学意义的项目，无论处方药还是非处方药，儿童专用药的儿童用药信息涵盖率优于用于儿童的药品，提示临床用药时尽可能优先选择儿童专用药品。

调查数据显示，在具有“儿童用药”项的药品说明书中，该药的儿童用法用量为此项主要内容。说明多数药品在考虑儿童用药方面，首先满足最基本的、临床医生最需要的“用法用量”信息，保证该药应用“有章可循”，而其他项目的儿童用药信息大都不完善甚至缺乏。

通过对得出的 50 种儿童专用药品名称出现频次情况分析，其中处方药 22 种，非处方药 28 种；其中，颗粒剂 10 种、注射剂 8 种、滴剂 7 种、片剂 6 种、混悬剂 4 种、溶液剂 3 种、栓剂 3 种、散剂 3 种、胶囊剂 2 种、酏剂 1 种、糖浆剂 1 种、乳剂 1 种、丸剂 1 种；颗粒剂和口服液体剂型为目前医疗机构中儿童专用药品中最主要的剂型。按作用类别分类，维生素、矿物质、微量元素及营养药类 23 种（处方药 8 种，非处方药 15 种），解热镇痛抗炎药 10 种（处方药 3 种，非处方药 7 种），呼吸系统用药 8 种（处方药 3 种，非处方药 5 种），消化系统用药 4 种（处方药 3 种，非处方药 1 种），心血管系统用药 1 种（处方药 1 种），糖类、盐类与酸碱平衡调节药 1 种（处方药 1 种），神经系统用药 1 种（处方药 1 种），免疫调节药 1 种（处方药 1 种），生物制品 1 种（处方药 1 种）；维生素、矿物质、微量元素及营养药为目前医疗机构中儿童专用药品中最主要类别。

对得出的873种用于儿童的药品中处方药品种的出现频次及说明书中儿童用药信息情况进行分析，可知有儿童用药信息的药品为392种，占44.90%；出现频次达100%的药品有10种，占1.14%，其中有儿童用药信息的药品为9种（1.03%）；出现频次达92.86%的药品有16种，占1.83%，16个均含有儿童用药信息（1.83%）；出现频次达85.71%的药品有31种，占3.54%，其中有儿童用药信息的药品为27种（3.09%）；出现频次达78.57%的药品有34种，占3.89%，其中有儿童用药信息的药品为27种（3.09%）；出现频次达71.43%的药品有40种，占4.57%，其中有儿童用药信息的药品为33种（3.77%）；出现频次达64.29%的药品有27种，占3.09%，其中有儿童用药信息的药品为21种（2.40%）；出现频次达57.14%的药品有32种，占3.66%，其中有儿童用药信息的药品为26种（2.97%）；出现频次达50.00%的药品有38种，占4.34%，其中有儿童用药信息的药品为30种（3.43%）；出现频次达42.86%的药品有59种，占6.74%，其中有儿童用药信息的药品为38种（4.34%）；出现频次达35.71%的药品有59种，占6.74%，其中有儿童用药信息的药品为35种（4.00%）；出现频次达35.71%的药品有59种，占6.70%，出现频次达28.57%的药品有54种，占6.17%，其中有儿童用药信息的药品为34种（3.89%）；出现频次21.43%的药品有75种，占8.57%，其中有儿童用药信息的药品为47种（5.37%）；出现频次达14.29%的药品有110种，占12.57%，其中有儿童用药信息的药品为49种（5.60%）；出现频次达7家单位的药品有228种，占26.12%；其中有儿童用药信息的药品为189种（21.65%）。以上分析说明各单位所选择的药品差异较大，在多数医院应用的且含儿童用药信息的药品数量较少。

对得出的180种用于儿童的药品中非处方药的品种的出现频次及说明书中儿童用药信息情况进行调查：有儿童用药信息的药品为63种，占35.00%；出现频次达100%的药品为1种，占0.56%，其中有儿童用药信息的药品为0种（0.00%）；出现频次达92.86%的药品为3种，占1.67%，其中有儿童用药信息的药品为3种（1.67%）；出现频次达85.71%的药品为4种，占2.22%，其中有儿童用药信息的药品为4种（2.22%）；出现频次达78.54%的药品为3种，占1.67%，其中有儿童用药信息的药品为1种（0.56%）；出现频次达71.43%的药品为5种，占2.78%，其中有儿童用药信息的药品为4

种（2.22%）；出现频次达 64.29% 的药品为 4 种，占 2.22%，其中有儿童用药信息的药品为 2 种（1.11%）；出现频次达 57.17% 的药品为 4 种，占 2.22%，其中有儿童用药信息的药品为 2 种（1.11%）；出现频次达 7 家单位的药品为 4 种，占 2.22%，其中有儿童用药信息的药品为 3 种（1.67%）；出现频次达 42.86% 的药品为 8 种，占 4.44%，其中有儿童用药信息的药品为 6 种（3.33%）；出现频次达 35.71% 的药品为 12 种，占 6.67%，其中有儿童用药信息的药品为 7 种（3.89%）；出现频次达 28.57% 的药品为 18 种，占 10.00%，其中有儿童用药信息的药品为 11 种（6.11%）；出现频次达 21.43% 的药品为 23 种，占 12.78%，其中有儿童用药信息的药品为 11 种（6.11%）；出现频次达 14.29% 的药品为 27 种，占 15.55%，其中有儿童用药信息的药品为 9 种（5.00%）；出现频次达 7 家单位的药品为 28 种，占 15.56%；其中有儿童用药信息的药品为 19 种（10.55%）。以上调查数据说明各单位所选择的非处方药差异较处方药更大，在多数医院应用的且含儿童用药信息的药品数量较少。

总体来看，药品说明书各项目中儿童用药信息涵盖情况欠佳，儿童用药信息缺乏现状不容忽视。

2012 年国家卫生计生委药政司委托北京儿童医院课题“《国家基本药物目录》（2012 年版）适宜儿童的药物品种、剂型、规格的研究”结果显示，《国家基本药物目录》（2012 年版）收录“化学药品和生物制品”317 种，分布于 25 个类别中，其中国家免疫规划用疫苗为儿童专用，药品说明书中有儿童“用法用量”信息的药品 171 种，占该类药品总数的 53.9%；收录中成药 203 种，分布于 6 个类别，其中儿童专用药 9 种，药品说明书中有儿童“用法用量”信息的药品 22 种，占中成药药品总数的 10.8%。将目标品种说明书“儿童用药”项分为以下 3 类：①标注了具体的儿童用药信息，包括：儿童由于生长发育的关系而对于该药品在药理、毒理或药代动力学方面与成人的差异；儿童可否应用该药品、可能产生的不良反应及用药注意事项；儿童用法用量或“见用法用量”等类似信息。处方药说明书占比 53.90%（304/564），非处方药说明书占比 13.86%（14/101）；②标注“未进行该项实验且无可靠参考文献”“尚不明确”和“儿童慎用”等类似信息。处方药说明书占比 43.09%（243/564），非处方药说明书占比 5.94%（6/101）；③无“儿童用药”项。处方药说明书占比 3.01%（17/564），非处方药说明书占比 80.20%（81/101）。有 7.22%（48/665）、2.86%（19/665）和 18.34%（122/665）的说明书分别在“不良反应”项、“禁忌”项和“注意事项”项标注了儿童不良反应、儿童禁忌和儿童注意事项，但是相关信息未标注在“儿童用药”项。同一品种不同生产厂家说明书中“儿童用药”项存在差异的品种占比为 25.51%（87/341）。

（2）儿童用法用量信息不明确：文献调查发现，在标注有儿童用法用量信息的药品说明书中，还有部分说明书对儿童用量标注的不够明确。许多说明书只标注了“儿童用量酌减”“遵医嘱”等模糊的字句，这让药品使用者很难去准确判断具体用药剂量，存在着较大的用药安全隐患。在标注了儿童给药剂量的药品说明书中，还存在以下几个问题。①对年龄段的表述不一，如儿童、小儿、幼儿、婴幼儿等多种表述，这种模糊的表述很容易误导医务人员及患者，药品说明书应尽量用规范的学术用语以及易理解的数字来准确划分儿童年龄段，以避免产生不必要的用药误导。②标注的年龄、体重与给药剂量范围较宽泛，很难掌握合理用量。③儿童用法用量信息在说明书中标注的位置并不统一，有的只标注在“用法用量”项中，有的只标注在“儿童用药”项中，还有的既标注在“用法用量”项又标注在“儿童用药”项，给使用者带来了不便。④“儿童用药”项缺乏处方药规范细则规定药品说明书儿童用药项“主要包括儿童由于生长发育的关系而对于该药品在药理、毒理或药代动力学方面与成人的差异，并写明可否应用本品及用药注意事项。未进行该项实验且无可靠参考文献的，应当在该项下予以说明”。这说明儿童用药项是保证儿童用药安全的首要参考，是药品说明书中不可或缺的项目。然而，文献显示仍然有药品说明书没有标注儿童用药项，如中山大学附属第一医院对本院 650 份药品说明书中的特殊人群用药情况调查结果显示，有 34 份（5.23%）没有标注儿童用药项；广东省东源县妇幼保健院对本院 102 份药品说明书的调查结果显示，有 5 份（4.9%）没有标注儿童用药项。药品说明书儿童用药项信息缺乏导致医务人员无法确定药品对于儿童的安全性和有效性，为儿童合理用药埋下隐患。

（3）“儿童用药”项信息不明确：儿童用药项的设置就是为了将儿童用药需要注意的问题独立出来与成人用药加以区别，但许多厂家未给予足够的重视，表述含糊，前一项目标明了用法用量而这一项却有“安全性尚未确定”的表述。佛山市第二人民医院的调查结果显示有40.0%的说明书都表述为“安全性和有效性尚未确定”“应用本品尚不明确”或“未进行该项试验且无可靠参考文献”。而一些表述为儿童“慎用或禁用”的药品（除比较严重的四环素类、氨基糖苷类、喹诺酮类、磺胺及其增效剂有说明外）也很少提及是何原因要慎用或禁用该药品。

（4）*儿童药代动力学信息缺乏*：郑州市儿童医院的调查结果显示，标注儿童药物代谢动力学信息的仅占5.8%；佛山市第二人民医院的调查结果显示，儿童药动学信息的标注率仅有27.3%，其中国外厂家的标注率为33.3%，较国内厂家（26.3%）稍高。药代动力学研究药物在人体内的吸收、分布、代谢和排泄规律，其对儿童合理用药，特别是个体化给药有直接的指导意义。缺乏药代动力学信息会导致医师无法根据儿童患者的实际情况而调整给药剂量，对儿童用药造成了一定影响。说明书中儿童药代动力学信息的缺失，并不仅仅是药品说明书本身的问题，也说明我国儿童药代动力学研究相对比较薄弱，新药上市缺乏儿童药代动力学资料。因此，儿童药代动力学基础性研究也亟待加强。

（5）*同种药品不同厂家的说明书存在差异*：我国为仿制药生产大国，同一种药品往往有多个不同的生产厂家，其说明书也随着厂家的不同而有所差异。文献显示，国内不同生产厂家的药品说明书，在用法用量的表述上存在差异，如：头孢克肟分散片，虽然在用量的表述上相同，但是某厂家标注了重症患者的服用情况，另一厂家则未对此情况进行表述。其次，对于药品的安全性和有效性在哪个年龄层的儿童中确定，不同厂家设置了不同的范围，如：头孢克肟分散片，某厂家说明书表述为“早产儿、新生儿用药的安全性尚未确立”；而另一厂家则是“对小于6个月的儿童安全性尚未确定”。

与国外的厂家比较，国内厂家的儿童用法用量的表述显得较为简略，而国外厂家的表述更为完整、细致，如：头孢呋辛酯片，国内某厂家是直接给出剂量；而国外某厂家在直接给出剂量的基础上，另提供一种按体重服用的方法作为参考，同时还给出每日的最大剂量以防药物过量。

此外，说明书中计量单位不统一，需进行一系列单位换算等等。由于药品说明书不健全，超说明书用药的现象非常普遍。

2. 儿童超说明书用药现象普遍　儿童超说明书用药现象普遍也是儿童用药信息缺乏的表现。美国医院药师协会（American Society of Hospital Pharmacists，ASHP）明确将说明书外用药（unlabeled medicine use，off-labeled use of drug，out of label usage，outside of labeling）定义为：药品使用的适应证、给药方法或剂量在食品药品管理局（FDA）批准的药品说明书之外的用法。2010 年广东省药学会出台的我国首个《药品未注册用法专家共识》，对其进行了类似定义："药品未注册用法即超说明书用药，是指药品使用的适应证、给药方法或剂量不在药品监督管理部门批准的说明书之内的用法"。由于缺乏合适的制剂和儿童临床试验困难，儿童药物治疗中超说明书使用的情况在我国和全球范围内均普遍存在。全球 36% ～ 92% 的住院患儿使用过未经批准用于儿童的药物，新生儿和 ICU 患儿超说明书用药情况发生率分别高达 80% ～ 97% 和 70% ～ 92%。药品说明书中缺乏针对儿童的用法、用量，也缺乏儿童试验资料。儿科临床医生通常只能根据国内外的临床资料及经验开出治疗处方。据北医三院一项统计，儿科门诊处方中，感染性疾病超说明书用药高达 50%，呼吸系统和发热待查疾病分别为 30.8%、23.9%。儿童是一个特殊的群体，对许多药物的代谢、排泄和耐受性较差，具有特殊的反应性和敏感性，其药动学和药效学与成人有较大差别，超说明书用药意味着尚无足够的临床资料来证实用药的安全性，这就增加了引发给药错误、出现药物不良反应等情况的可能性，因此儿童超说明书用药更容易增加用药风险。"儿童用药"项后的"暂无儿童用药资料""儿童用药的安全性和有效性尚未确定""儿童用量酌减"或"遵医嘱"等模糊词句，极易引发医患冲突，给临床医药人员带来很多经济、道义、法律上的风险。

首先，医学是一门在实践中不断发展的学科，很多已在临床广泛使用的、循征医学证据证明对患者治疗有利的用法并没有及时添加进药品说明书。因此，药品说明书不一定代表该药目前最新的治疗信息。其次，基于医学伦理学方面的考虑，儿童原则上不作为临床药物试验的对象，因此，绝大多数新药上市时，都缺乏儿童用药信息。另外，少数药品说明书本身不规范，内容不全面。因此，一些超说明书用药在当前儿科药物治疗中发挥着重要作用，它的存在是合理的。

北京儿童医院2011年牵头对我国六大行政区共15家医疗机构的儿童用药现状调查结果发现，在1053种（95.90%）用于儿童药品中，只有455种（43.2%）标注儿童用法、用量等信息。由于缺乏临床疗效和安全性数据，很多药物没有针对儿童的适应证和用法用量信息，超说明书用药现象非常普遍。北京儿童医院回顾性调查了2012年4月至2013年3月院门诊患儿超说明书用药情况，随机抽取患儿的处方10716张，分析处方用药医嘱23909条，涉及药品451种。按处方数、用药医嘱数、药品总数计，超说明书用药发生率分别为53.0%、29.6%、65.0%。超说明书用药发生率居前4位的年龄组为青春期（37.6%）、幼儿期（29.8%）、学龄前期（29.5%）和婴儿期（29.2%）。超说明书用药类型主要包括无儿童用法用量信息（61.7%）、给药频次（12.8%）和剂量（11.1%）。

门诊患儿超说明书用药调查结果调查共涉及药品451种，其中化学药品345种，中成药106种。纳入2012版国家基本药物目录的药品有109种，占药品总数的24.2%，其中化学药品95种，中成药14种。OTC药物119种，占药品总数的26.4%，其中化学药品71种，中成药48种。按处方数、用药医嘱数、药品总数、基本药物数、OTC药品数计，超说明书用药发生率分别为53.0%、29.6%、65.0%、67.0%、79.8%（表1–3）。

表1–3 北京儿童医院门诊患儿超说明书用药总体情况

	总数	超说明书用药	超说明书用药发生率（%）
处方数（张）	10716	5675	53.0
用药医嘱数（条）	23909	7070	29.6
总药品数（种）	451	293	65.0
基本药物数（种）	109	72	67.0
OTC药品数（种）	119	95	79.8

北京儿童医院各年龄组门诊患儿均普遍存在超说明书用药情况。按用药医嘱数计，超说明书用药发生率居前3位的年龄组为青春期（37.6%）、幼儿期（29.8%）和学龄前期（29.5%），各年龄阶段超说明书用药发生率见表1–4和图1–1。

表 1–4　北京儿童医院门诊不同年龄组患儿超说明书用药情况

年龄组	用药医嘱数（条）	超说明书用药数（条）	超说明书用药发生率（%）
新生儿期[#]	218	51	23.4
婴儿期	5838	1705	29.2
幼儿期	10031	2991	29.8
学龄前期	4591	1354	29.5
学龄期	2829	818	28.9
青春期	402	151	37.6

[#] 年龄分期参照《中国国家处方集 化学药品与生物制品卷 儿童版》第 14 页，分别为出生～ 28 天、1 岁以内、1 ～ 3 岁、4 ～ 6 岁、7 ～ 12 岁、13 ～ 18 岁（下同）

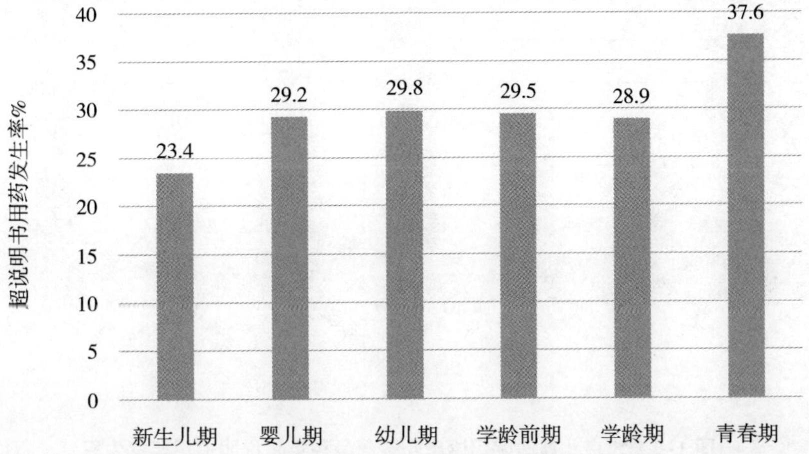

图 1–1　按用药医嘱数计，北京儿童医院门诊患儿不同年龄组超说明书用药发生率

门诊患儿各年龄组儿童主要使用的药品种类排名前 6 位的是抗微生物药、中成药、呼吸系统用药、消化系统用药、解热镇痛抗炎药和激素及影响内分泌药，约占用药医嘱的 86.9%。不同药物类别超说明书用药发生率见表 1–5 和图 1–2，图中所示激素及影响内分泌药的超说明书用药发生率最高（69.7%），明显高于呼吸系统用药（35.1%）和抗微生物药（22.4%）。

表 1–5 北京儿童医院门诊患儿各药品种类超说明书用药发生率（条；%）

药物类别	用药医嘱	构成比	超说明书用药医嘱	超说明书用药发生率
抗微生物药	6479	（26.8）	1451	（22.4）
中成药	6053	25.3	1642	27.1
呼吸系统用药	5694	23.8	1996	35.1
消化系统用药	1111	4.6	397	35.7
镇痛、解热、抗炎、抗风湿、抗痛风药	813	3.4	75	9.2
激素及影响内分泌药	644	2.7	449	69.7

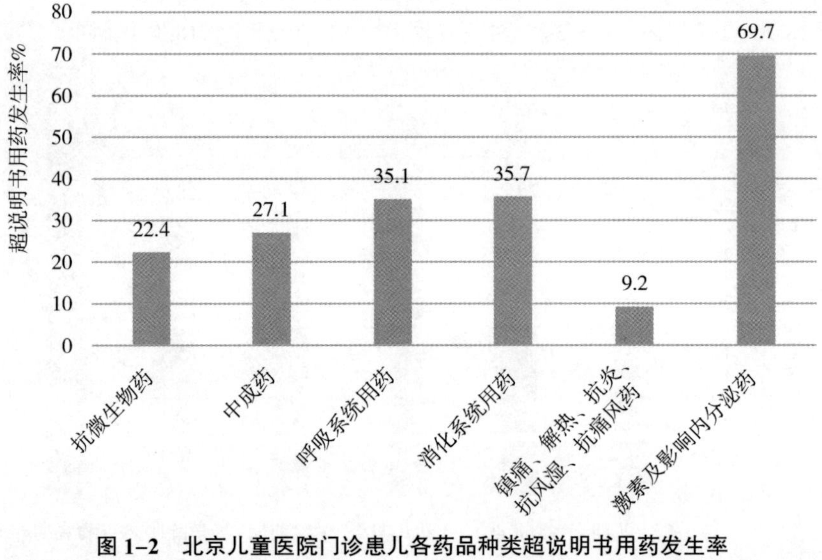

图 1–2 北京儿童医院门诊患儿各药品种类超说明书用药发生率

对北京儿童医院门诊患儿最常用 6 类药物，按照超说明书用药类型进行分类统计，了解各类药物超说明书用药的原因，结果如表 1–6 和图 1–3。“无儿童用法用量”是各类药物最常见的超说明书用药类型，如门诊超说明书用药发生率最高的激素及影响内分泌药物，其所有类型均为“无儿童用法用量”，提示该类药物严重缺少儿童用药信息。除“无儿童用法用量”外，抗微生物药中“超适应证”和“超频次”，呼吸系统用药和中成药中“超年龄范围”“超剂量”“超适应证”和“超频次”，和消化系统用药中“超适应证”和

"超剂量"均较多见。

表 1–6 北京儿童医院门诊患儿中最常用 6 类药品超说明书用药类型构成比

药物类别	用药医嘱（条）	超说明书医嘱（条）	超说明书用药类型（构成比 %）					
			无儿童用法用量	适应证	超年龄范围	超剂量	超频次	超给药途径
抗微生物药	6479	1451	927(63.89)	306 (21.09)	25 (1.7)	19 (1.31)	159 (10.96)	12 (0.83)
中成药	6053	1642	1093(66.57)	116 (7.06)	25 (1.52)	184 (11.21)	310 (18.88)	3 (0.18)
呼吸系统用药	5694	1996	809 (40.53)	62 (3.11)	367 (18.39)	416 (20.84)	382 (19.14)	5 (0.25)
消化系统用药	1111	397	207 (52.14)	120 (30.23)	3 (0.76)	73 (18.39)	25 (6.30)	0
镇痛解热抗炎药	813	75	34 (49.33)	23 (30.67)	1 (1.33)	21 (28.0)	0	0
激素及影响内分泌药	644	449	449 (100)	0	0	0	0	0

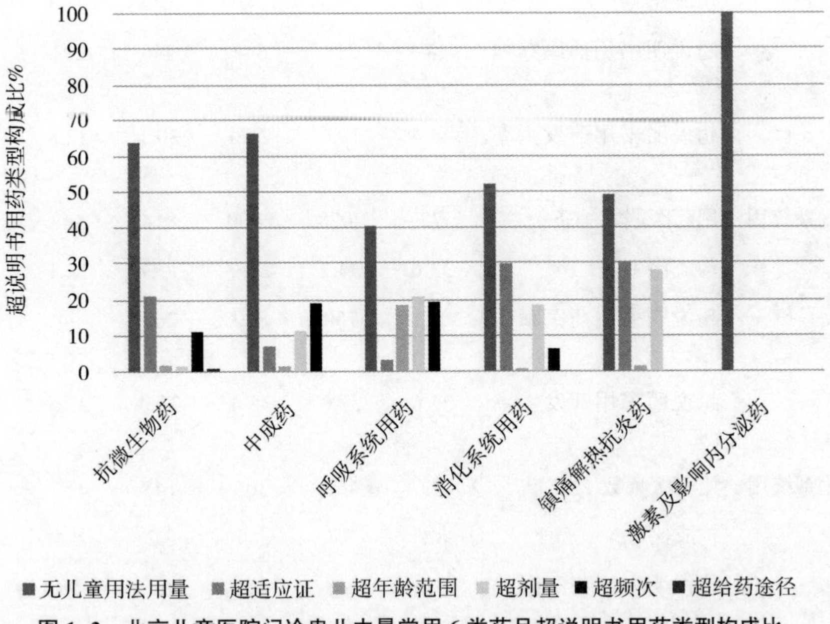

图 1–3 北京儿童医院门诊患儿中最常用 6 类药品超说明书用药类型构成比

对门诊使用药品种类排名前6位的药物，按照患儿各年龄组进行归类，统计各类药物在各年龄组患儿中使用的医嘱数、占该年龄组医嘱数的比例、其中超说明书用药的医嘱数，以及该类药物在各年龄组内超说明书用药发生率（表1–7和图1–4）。由表1–7可见抗微生物药、中成药和呼吸系统用药是门诊患儿最常用的三类药物，超说明书用药则以激素及影响内分泌药物、中成药、呼吸系统药物和消化系统药物发生率较高。

表1–7　北京儿童医院门诊患儿中最常用6类药品各年龄组超说明书用药发生率

药物类别	分类	新生儿期	婴儿期	幼儿期	学龄前期	学龄期	青春期
抗微生物药	用药医嘱数（条）	77	1405	3100	1159	658	80
	构成比（%）	35.3	24.1	20.9	25.2	23.2	19.9
	超说明书用药医嘱数（条）	1	267	785	264	118	16
	超说明书用药发生率（%）	1.3	19.0	25.3	22.8	17.9	20.0
中成药	用药医嘱数（条）	9	1081	2478	1483	886	116
	构成比（%）	4.1	18.5	24.7	32.3	31.3	28.9
	超说明书用药医嘱数（条）	4	212	644	446	291	45
	超说明书用药发生率（%）	44.4	19.6	26.0	30.1	32.8	38.8
呼吸系统用药	用药医嘱数（条）	72	2028	2400	814	342	38
	构成比（%）	33.0	34.7	23.9	17.7	12.1	9.5
	超说明书用药医嘱数（条）	17	750	850	269	94	16
	超说明书用药发生率（%）	23.6	37.0	35.4	33.0	27.5	42.1
消化系统用药	用药医嘱数（条）	19	459	305	145	153	30
	构成比（%）	8.7	7.7	3.0	3.2	5.4	7.5
	超说明书用药医嘱数（条）	4	148	111	62	58	14

续表

药物类别	分类	新生儿期	婴儿期	幼儿期	学龄前期	学龄期	青春期
消化系统用药	超说明书用药发生率（%）	21.1	32.9	36.4	42.8	37.9	46.7
镇痛、解热、抗炎、抗风湿、抗痛风药	用药医嘱数（条）	0	156	416	134	93	14
	构成比（%）	0	2.7	4.1	2.9	3.3	3.5
	超说明书用药医嘱数（条）	0	6	41	20	6	2
	超说明书用药发生率（%）	0	3.8	9.9	14.9	6.5	14.3
激素及影响内分泌药	用药医嘱数（条）	0	193	270	79	78	24
	构成比（%）	0	3.3	2.7	1.7	2.8	6.0
	超说明书用药医嘱数（条）	0	160	187	55	41	6
	超说明书用药发生率（%）	0	82.9	69.3	69.6	52.6	25.0

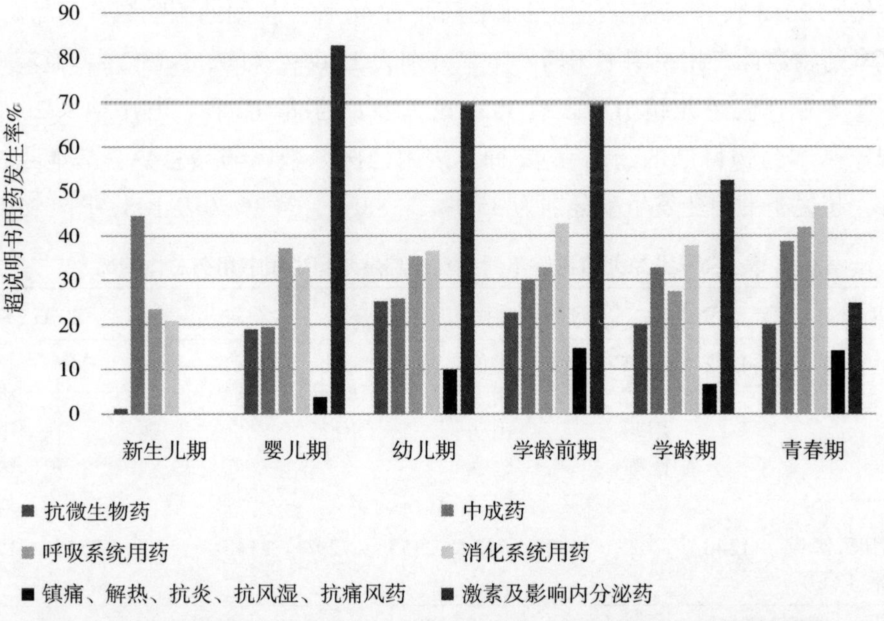

图 1-4　北京儿童医院门诊患儿各年龄组中最常用 6 类药品超说明书用药发生率

分别统计超说明书用药发生率排名前三位的药物类别，新生儿组分别是中成药、呼吸系统用药和消化系统用药；婴儿期患儿是激素及影响内分泌药物、呼吸系统用药和消化系统用药；幼儿期患儿是激素及影响内分泌药物、消化系统用药和呼吸系统用药；学龄前期患儿是激素及影响内分泌药物、消化系统用药和呼吸系统用药；学龄期患儿是激素及影响内分泌药物、消化系统用药和中成药；青春期患儿是消化系统用药、呼吸系统用药和中成药。

住院患儿超说明书用药调查共抽取北京儿童医院 2012 年 4 月～ 2013 年 3 月内分泌专业住院患儿用药医嘱 1246 条，涉及药品 123 种，其中纳入 2012 版国家基本药物目录的药品有 70 种。按用药医嘱数、药品总数、基本药物数计，超说明书用药发生率分别为 21.0%、52.0%、42.9%；神经内科专业住院患儿用药医嘱 3683 条，涉及药品 216 种，其中纳入 2012 版国家基本药物目录的品种有 49 种。按用药医嘱数、药品总数、基本药物数计，超说明书用药发生率分别为 19.3%、40.3%、46.9%；肾内科住院患儿用药医嘱 2355 条，涉及药品 160 种，其中纳入 2012 版国家基本药物目录的药品 66 种。按用药医嘱数、药品总数、基本药物数计，超说明书用药发生率分别为 35.2%、61.9%、34.8%；新生儿内科住院患儿用药医嘱 2148 条，涉及药品 96 种，其中纳入 2012 版国家基本药物目录的药品有 46 种。按用药医嘱数、药品总数、基本药物数计，超说明书用药发生率分别为 25.6%、41.7%、15.2%；血液（肿瘤）专业住院患儿超用药医嘱 3555 条，涉及药品 163 种，其中纳入 2012 版国家基本药物目录的药品有 42 种。按用药医嘱数、药品总数、基本药物数计，超说明书用药发生率分别为 35.0%、38.0%、64.3%（表 1–8，图 1–5）。

表 1–8　北京儿童医院不同科室住院患儿超说明书用药总体情况

项目	内分泌		神经内科		肾内科		新生儿内科		血液内科	
	总数	超说明书用药医嘱数	总数	超说明书用药医嘱数	总数	超说明书用药医嘱数	总数	超说明书用药医嘱数	总数	超说明书用药医嘱数
用药医嘱数（条）	1246	262	3683	712	2355	729	2148	550	3555	1244

续表

	内分泌		神经内科		肾内科		新生儿内科		血液内科	
总药品数（种）	123	64	216	87	160	99	96	40	163	62
基本药物数（种）	70	30	49	23	66	23	46	7	42	27

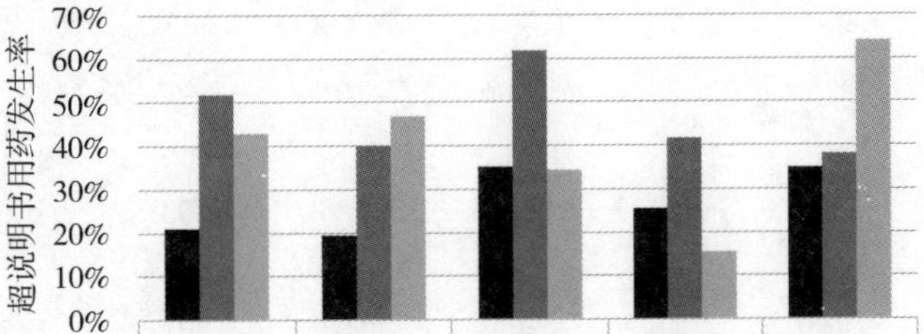

超说明书用药发生率（%）	内分泌	神经内科	肾内科	新生儿内科	血液内科
■ 按用药医嘱数计算超说明书发生率	21.0	19.3	35.2	25.6	35.0
■ 按总药品数计算超说明书用药发生率	52.0	40.3	61.9	41.7	38.0
■ 基本药物中超说明书用药发生率	42.9	46.9	34.8	15.2	64.3

图 1–5　北京儿童医院不同科室住院患儿超说明书用药发生率分布

如表 1–9 和图 1–6 所示，北京儿童医院内分泌专业住院患儿多以学龄期和青春期患儿为主，提示内分泌专业病房住院患儿多见于 7 ～ 18 岁。该年龄组患儿疾病多以糖尿病和身材矮小症为主。超说明书用药发生率较高的年龄组为幼儿期（36.4%）和婴儿期（30.7%），该年龄组患儿疾病多以糖尿病和性早熟为主，神经内科专业住院患儿多以婴幼儿为主，提示内分泌专业病房住院患儿多见于 1 ～ 3 岁，该年龄组患儿疾病多以惊厥和癫痫为主。超说明书用药发生率较高的年龄组为婴儿期和学龄（前）期，肾内科专业住院患儿多以学龄前期为主，提示肾内科专业病房住院患儿多见于 4 ～ 6 岁，该年龄组患儿疾病多以肾病综合征和急性肾小球肾炎为主。超说明书用药发生率较高的年龄组为婴幼儿期和学龄（前）期，均在 30% 左右，血液（肿瘤）专业住院患儿多以学龄（前）期和幼儿期为主，提示血液（肿瘤）专业住院患儿多见于 1 ～ 12 岁，常见病种为白血病以及淋巴瘤等。超说明书用药发生率较高的是学龄前期（39.0%）、青春期（38.8%）和幼儿期（36.1%）。

表 1–9　北京儿童医院不同科室住院患儿不同年龄组患儿超说明书用药情况

组别	内分泌		神经内科		肾内科		血液内科	
年龄组	用药医嘱数（条）	超说明书用药数（条）	用药医嘱数（条）	超说明书用药数（条）	用药医嘱数（条）	超说明书用药数（条）	用药医嘱数（条）	超说明书用药数（条）
婴儿期	75	23	906	201	46	8	387	109
幼儿期	148	54	1160	184	203	69	987	356
学龄前期	180	40	464	103	501	145	1035	412
学龄期	594	126	824	175	1092	366	937	286
青春期	249	35	329	49	513	141	209	81

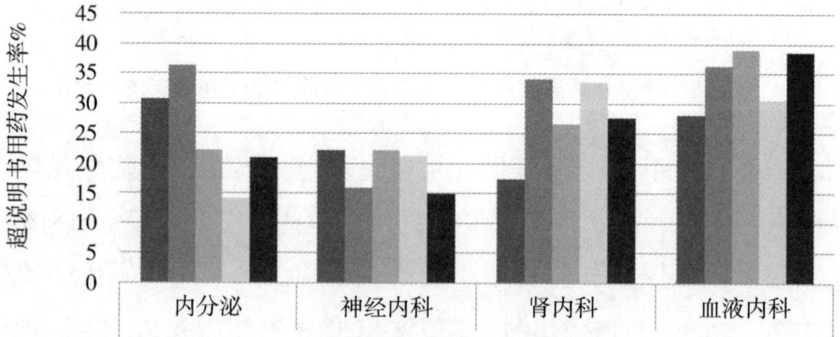

超说明书用药发生率（%）	内分泌	神经内科	肾内科	血液内科
婴儿期	30.7	22.2	17.4	28.2
幼儿期	36.4	15.9	34.0	36.1
学龄前期	22.2	22.2	26.5	39.0
学龄期	14.1	21.2	33.5	30.5
青春期	21.0	14.9	27.5	38.8

图 1–6　北京儿童医院不同科室住院患儿不同年龄组患儿超说明书用药发生率分布

如图 1–7 所示，北京儿童医院内分泌专业住院患儿超说明书用药类型主要包括无儿童用法用量信息（59.1%）和超适应证（12.2%）；神经内科专业住院患儿超说明书用药类型主要包括无儿童用法用量信息（76.3%）、超适应证（14.5%）和超年龄（7.4%）；肾内科专业住院患儿超说明书用药类型主要包括无儿童用法用量信息（52.0%）和超适应证（30.6%）；新生儿内科专业住院患儿超说明书用药类型主要包括无儿童用法用量信息（98.9%）、超给药剂量（72.0%）和超年龄范围（50.0%）；血液内科专业住院患儿超说明书用药类型主要包括无儿童用法用量信息（51.2%）和超适应证（20.2%）。

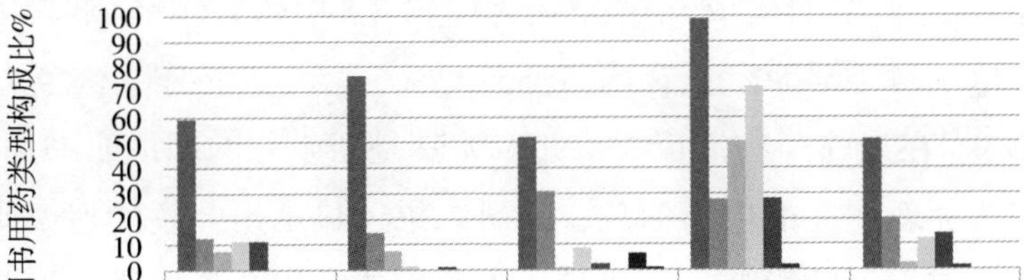

	内分泌	神经内科	肾内科	新生儿内科	血液内科
无儿童用法用量	59.1	76.3	52.0	98.9	51.1
适应证	12.2	14.5	30.6	27.5	20.2
年龄	7.2	7.4	0.6	50.0	2.1
剂量	10.6	1.2	8.1	72.0	11.7
给药频次	10.6	0	2.1	27.5	13.9
给药途径	0.3	0.7	0.1	1.8	0.95
溶媒不合理			6.1		
超疗程			0.4		

图 1–7 北京儿童医院不同科室住院患儿超说明书用药类型构成比

总体分析，可归纳临床儿童超说明书用药现象的一些特点。

（1）儿科专业药品超说明书用药现象较为突出：调研共选取了北京儿童医院 5 个专业的住院患儿用药医嘱进行超说明书用药调查，涉及专业为内分泌科、血液（肿瘤）科、肾内科、新生儿内科、神经内科，各专业按用药医嘱计，超说明书用药发生率分别为 21.8%、35.0%、35.2%、25.6% 和 19.3%。从数据中可见血液（肿瘤）科和肾内科的超说明书用药发生率较高。北京儿童医院儿童专业门诊就诊患儿年龄多见于学龄期及青春期，药品多为成人药品，大部分药品说明中无儿童用药信息，且因药品说明书用法有时会滞后于科学知识和文献，老药新用也是药物资源的合理运用，例如吗替麦考酚酯，肾内科病房用于治疗儿童狼疮性肾炎，但此适应证并未批准写入药品说明书中，为了不限制治疗，临床医生只能超说明书用药。这些原因均造成了儿科专业药品超说明书用药发生率较为突出。

（2）无儿童用药信息为超说明书用药的重要类型：中国同世界其他国家一样，儿科用药仍不能满足临床需要，很多药品说明书儿童用药信息缺失严重，儿科可直接应用的参数较少。北京儿童医院调研结果与此结论一致，门诊及5个专业病房超说明书用药的重要类型均为无儿童用药信息，其在超说明书用药类型的构成比中分别为门诊（59.1%）、内分泌科（72.9%）、血液（肿瘤）科（64.8%）、肾内科（52.0%）、新生儿内科（98.9%）、神经内科（76.3%）。在当前药物治疗中，儿童尤其是新生儿的超说明书用药非常多见，且主要为无新生儿的用药信息，调研结果还显示出儿童的超说明书用药并不受疾病严重程度的影响，一些与成人共用的常用药最容易超说明书使用，究其原因主要仍为共用的常用药药品说明书中缺少儿童的用药信息。

（3）儿童超说明书用药危险因素分析：北京儿童医院调研中，门诊患儿多以青春期（37.6%）和婴幼儿（29.3%）超说明书用药发生率较高，新生儿超说明书用药发生率（23.4%）较低，分析原因门诊新生儿患者通常病情轻微，或以体检或保健目的就诊多见；其次，医师对新生儿用药更为谨慎，从平均每张处方用药数可以看出，新生儿期患者最低平均每张处方用药不足2个。门诊青春期患儿超说明书用药发生率高的原因有两方面，一是说明书中无13～18岁儿童用法用量信息的，按超说明书用药统计；二是此年龄段患儿就诊多以心血管、血液、内分泌等专业用药为主，这些专业用药说明书中缺乏儿童用法用量信息。住院患儿中除新生儿内科外，内分泌科、肾内科和神经内科多以婴幼儿超说明书用药发生率较高，血液（肿瘤）科超说明书用药则多见于青春期患儿，其原因可能在于各年龄段患儿使用的药品种类不同，抗肿瘤药及免疫调节剂主要为青少年使用，且这类药物大多缺少儿童用药信息。北京儿童医院门诊患儿就诊以呼吸道、消化道及感染性轻中度疾病及开展儿童保健为主，门诊患儿就诊年龄段多在6岁之内，而住院患儿就诊年龄跨度较大，病情严重且治疗过程复杂，因此门诊与住院患儿各年龄段超说明书用药风险分析结果存在差异，提示针对门诊与住院患儿超说明书用药防范应有不同策略。

（4）基本药物超说明书用药风险高于非基本药物：基本药物保证基本医疗需求，多为临床应用多年、疗效肯定、安全性可控、价格低廉的品种，但其说明书多内容陈旧、更新缓慢，造成超说明书用药高发。北京儿童医院门诊调研药品纳入 2012 版基药目录的多以内分泌（波尼松片）、血液（双嘧达莫片）、心血管（普罗帕酮片）、神经科（苯海索片、氟桂利嗪胶囊、胞磷胆碱钠片）等专业用药为主，说明书中未提及儿童用法用量。

（5）OTC 超说明书用药发生率高于处方药：究其原因北京儿童医院调研的 OTC 多以中成药（复方鱼腥草糖浆、蓝芩口服液）、消化系统药物（奥美拉唑镁肠溶片）、呼吸系统用药（羧甲司坦口服溶液）为主，其说明书中无儿童用药信息，虽注明儿童应在医师指导下使用，但调研时仍作为超说明书用药统计。这些结果均提示在推进国家基本药物政策和《非处方药规范细则》中，应重视基本药物和 OTC 药物药品说明书内容的更新，尤其是儿童用药信息，以降低儿童超说明书用药的风险因素。

目前我国尚缺乏设计严密的有关儿童超说明书用药的调查性研究数据，但从现行医疗体制对医师处方行为的约束力和药师在处方审核与药物治疗中的作用看，我国儿童超说明书用药的情况应该更为突出。

三、儿童用药短缺严重

儿童用药的处方、工艺相对复杂，对口感要求高，安全性要求高，对原辅料选择性及质量控制要求较高。同一成分针对不同的年龄组儿童，需进行不同剂型、规格及口味等相应的药学研究。儿童用药的研发是所有药品研发中投入最大、耗时最长、临床试验最复杂的领域之一。另外，由于很多儿童高发病具有季节性，对于药物的需求也是如此，这样就会出现药品上市后生产线的季节性闲置，这也会导致整体成本估算上升。儿童用药人群比成人少，儿童用药品所占日常用药品量的比重也较小，属于“小众产品”，这就导致儿童用药品生产中，单位批量小、批次多，难以产生相应的规模效益，不利于扩大生产和发展。这些原因都导致很多制药企业受利益因素影响，对儿童用药品积极性不高，不愿意生产儿童用药，导致儿童用药可及性方面差，儿童用药短缺严重。

第三节 儿童用药隐患诸多

一、儿童用药知识匮乏

合理用药是以当代药物和疾病系统知识和理论为基础，安全、有效、经济、适当的使用药物。由于缺乏儿童用药知识，儿科临床中常出现不合理用药，常见的不合理用药现象如下。

1. 选药不合理 临床选药不合理典型体现在滥用抗菌药物、解热镇痛药等。目前，抗菌药物已成为儿童多种疾病的首选药物，一旦出现发热、头痛、咳嗽或腹泻等症状，部分医师未经化验检查疾病是由细菌感染还是病毒感染引起，或是功能失调、喂养不当所致，径直首选抗菌药物，其中许多药物选择不合理；其次是滥用解热镇痛药，婴幼儿的呼吸道比较柔嫩，病毒性感冒等疾病可能会引发不同程度的发热和呼吸系统表现，严重的可引起肺炎。如果没有综合考虑病因即给予解热镇痛药，有时不仅无助于减轻病情，反而会使患儿的体温突然升高。此外，滥用此类药物还可引起肝损害以及非甾体抗炎药相关消化性溃疡等不良反应。

2. 随意改变药物的用量 目前，临床儿童用药中，很多药品说明书中缺乏儿童用药剂量，以致出现根据成年人的剂量为儿童进行模糊配药的情况。还有家长在给孩子用药一段时间之后，自感作用不大的时候会擅自加大用量，错误地认为加大剂量能增强疗效。

3. 给药途径不合理 合理用药的原则是能口服不静脉，而目前临床实际情况是以静脉滴注为最常用的给药方式。由于家长及有关医师对滥用注射药物认识不到位，不合理的习惯性静脉输注导致患儿的抵抗力越来越差。

4. 重复用药现象 儿童是感冒的易感人群，而抗感冒的药物多为复方制剂的非处方药物。药店里销售的抗感冒药剂种类繁多，不同生产厂家的感冒药在组方和剂量上既有相同之处，又有不同之处，叠加可造成有些药物成分的重复使用，如感冒药的主要成分对乙酰氨基酚和抗组胺药的重复使用，极易导致药物过量，产生不良反应。

5. 联合用药种类繁多 对多数的感染，如单一抗菌药物有效时，不主张联合用药。若是单一抗菌药物不能控制而采用联合用药时，也宜选用抗菌作用协同或相加的药物，减少毒性大的抗菌药物剂量。而联用作用相同的药物，不仅不会产生协同作用，还可能增加毒副作用。

二、药物不良反应率高

药物不良反应指合格的药品在正常用法、用量下出现的与用药目的无关或意外的有害反应。专用药品匮乏、规格剂型少、药品说明书不规范以及缺乏儿童临床试验资料等因素造成儿童用药不良反应率高（明显高于成人），安全问题突出。WHO 在《促进儿童药物安全性》的报告中指出：具有潜在危害的药物治疗错误在儿童中可能比成人高 3 倍。另据报道，我国儿童用药不良反应发生率是成人的 2 倍，新生儿更是达到 4 倍，全国每年死于不良用药人数的 1/3 是儿童。

药物不良反应导致儿童用药安全事件频发。鉴于为减缓青霉素钾盐肌内注射所致的剧痛，1984 年提出添加苯甲醇作为溶媒以缓解疼痛，但多年后，全国发生注射部位臀大肌萎缩者有 1000 万例；2010 年 11 月于北京召开的“2010 年儿童安全用药国际论坛”上，有专家引用国家药品不良反应中心的数据，发现尼美舒利最近 6 年里，已经出现数千例不良反应，甚至有数起死亡病例。2010 年 11 月 26 日一则关于“2010 年儿童安全用药国际论坛”的报道称“尼美舒利用于儿童退热时，对中枢神经及肝脏造成损伤的案例频频出现”。2011 年 5 月 20 日，SFDA 发布通知，修改尼美舒利说明书，并禁止尼美舒利口服制剂用于 12 岁以下儿童。

国家食品药品监督管理总局每年都会发布药品不良反应监测年度报告，具有较高的权威性。2011 年的报告中指出，我国药品不良反应中有 11.5%、严重药品不良反应中有 10.3% 是发生在儿童身上，14 岁以下儿童药物不良反应率是成人的 2 倍，新生儿更是高达 4 倍。北京大学第一医院曾统计过本院儿童（1 天～ 18 岁）药物不良反应的情况，其中药物不良反应发生率为 10.7%，主要表现为过敏性休克、发热、呼吸困难等。按给药方式看，静脉给药占 49.9%，口服给药占 42.1%；按药物种类看，抗感染类药物占 52.0%，中枢神经系统药物占 20.8%；按损害程度看，皮肤损害占 64.0%，全身性损害占 11.5%。据调研分析，2012 年北京市药品不良反应监测中心收到的患者年龄小于18岁的报告共938份，其中严重报告66份。938份报告中关联性评价结果为“可能”以上的报告共857份，其中严重（包括新的严重）报告44份，新的一般报告为30份。有关统计资料显示，一些地区儿童用药不良反应病例还呈逐年上升趋势。

三、不合理用药问题突出

合理用药是以当代药物和疾病系统知识、理论为基础，安全、有效、经济、适当地使用药物。由于缺乏儿童用药知识，儿科临床中常出现不合理用药，如选药不合理、随意改变药物的用量、给药途径不合理、重复用药现象等。

儿童不合理用药主要表现在抗生素滥用和静脉输液过度使用。一方面是抗生素的滥用，尤其是小儿上呼吸道感染患者，上呼吸道感染的病原体以病毒多见，占90%以上，仅少数为细菌感染或继发细菌感染；另一方面，违背临床用药途径原则的滥用输液，儿童较成人更易引起近期和远期的诸多不良反应。

第四节　儿科医务人员短缺

目前，我国儿科医务人员数量短缺的情况较为严重。儿科门诊经常出现人满为患的现象。2014年国家卫生计生委在例行新闻发布会上发布的有关我国儿科医疗资源现状的调查显示，目前，儿科医师占我国执业医师的比重维持在4%，2013年12月的数字是3.8%。截至2014年，我国共有儿童医院99家，设置儿科的医疗机构共有35708家，共有儿科床位数44.16万张，儿科执业（助理）医师总数为11.1万人，2014年儿科门诊急诊达4.65亿人次。同期，儿科医务人员短缺的矛盾更为突出，我国每千人口儿科执业（助理）医师数为0.46人，低于世界主要发达国家水平，当前儿科执业（助理）医师缺口至少为10万人。70.9%的儿科医务人员日均工作9小时以上，儿科医师的平均工作量是非儿科医师工作量的1.68倍，儿科医师的收入却只占非儿科医师的46%。64.3%的儿科医务人员不愿意继续从事儿科工作。

究其原因，主要是儿科医务人员工作时间长，待遇不合理，且工作风险大。进一步分析，一方面，儿科医务人员的平均工作时间要多于非儿科医务人员，但工作量与人员待遇不匹配，儿科医务人员的薪资待遇并未与其增加的工作强度相对接，儿科医务工作人员工作量加大，但是薪资待遇却没有得到合理的保障。另一方面，现有的儿科医务人员专业性不足，专科儿科医务人员数量少，多为妇产科兼职儿科保健。现我国各大医疗机构少有针对儿科医务人员的专业指导、理论知识和实际操作技能培训，如新生儿的诊治、儿童常见慢性病（哮喘等）或儿童急救等项目并未受到应有的重视。更令人担忧的是，部分儿科医务人员表示不愿意继续从事儿科工作，没有适当的激励措施如资金奖励和薪酬补助激发儿科医务人员的工作热情，繁重的专业工作和低廉的薪资水平难以吸引更多的人才来儿科领域工作。临床环境的艰苦、医疗设施的陈旧限制了儿科医务人员保障儿童健康的工作水平和工作效率的提高，更加加大了儿科医务人员短缺的严重程度。

儿科医务人员数量的短缺必将导致儿童临床用药不合理情况的增加，进而使儿童的健康与用药安全得不到保障。同时临床上因儿童用药短缺，而不得不采用超处方用药的儿科医师和药师，一旦出现医疗纠纷将面临极大的医疗责任风险。儿科医务人员的不足，必然会影响医疗服务效果；医务人员工作时间过长、工作压力过大，必然会导致儿科临床诊断和用药出错率相应升高的可能性增加。由于儿科医务人员数量的短缺，所带来的任何对临床儿童合理用药可能的不良影响，对于儿童健康而言都是潜在的危险和威胁。

参考文献

[1] 中国儿童中心. 中国儿童发展纲要（2011–2020 年）[EB/OL].http://www.ccc.org.cn/html/Home/report/1076-1.htm.

[2] 中华人民共和国国家统计局. 2010 年第六次全国人口普查主要数据公报（第 1 号）[EB/OL]. http://www.stats.gov.cn/tjgb/rkpcgb/qgrkpcgb/t20110428_402722232.htm.

[3] 2013- 第五次国家卫生服务调查分析报告 [M]. 北京：中国协和医科大学出版社，2015.

[4] Rudan I，Chan K Y，Zhang J S，et al. Causes of deaths in children younger than 5 years in China in 2008 [J].Lancet，2010，375（9720）：1083–1089.

[5] 联合国儿童基金会 .《2008 世界儿童状况》报告 [EB/OL] .http：//www.china.com.cn/international/txt/2008-01/25/content_9587436.html.

[6] Karpa KD，Barnes M，梁伟 . 儿童用药临床研究迫在眉睫 [J] . 中国处方药，2008 (4)：8-9.

[7] 王晓玲，郭春彦 .2012 年版《国家基本药物目录》中适宜儿童药物分析 [J] . 中国执业药师，2013，10 (5-6)：15-19.

[8] Neville KA. Off-Label Use of Drugs in Children [J] .American Academy of Pediatrics，2014，133 (3)：563-567.

[9] Kimland E，Nydert P，Odlind V，et al.Paediatric drug use with focus on off-label prescriptions at Swedish hospitals–a nationwide study [J] .Acta Paediatrica，2012，101：772-778..

[10] WHO. WHO Model List of Essential Medicines for Children First List [EB/OL] . http://www.who.int/medicines/publications/essentialmedicines/en/2007-10.

[11] 国家食品药品监督管理局 . 药品说明书和标签管理规定 [Z] .2006.

[12] 石焱，高雪，刘晋，等 .310 份药品说明书中儿童用药情况分析 [J] . 实用药物与临床，2014 (7)：893-896.

[13] 朱勤，孙云龙，徐进，等 . 628 份药品说明书中有关儿童用药的调查分析 [J] . 中国药事，2014 (4)：427-431.

[14] 崔建敏，裴保方 . 常用药品说明书中儿童用药内容的调查分析 [J] . 河南科技大学学报 (医学版)，2013 (4)：297-299.

[15] 陈敏玲，张顺国，吴娟 . 我院儿童药品及说明书中有关儿童用药信息的调查研究 [J] . 儿科药学杂志，2012 (5)：38-40.

[16] 蒋樾廉，陈敏玲 . 我院儿科常用口服药品说明书完整性的调查 [J] . 儿科药学杂志，2012 (10)：34-35.

[17] 孙世光，石亚飞，闫荟，等 . 高危药品说明书中高风险人群儿童用药信息调查 [J] . 中国循证医学杂志，2013 (7)：785-788.

[18] 陈华栋，李巧 . 我院高危药品说明书中有关儿童用药信息的调查 [J] . 北方药学，2014 (06)：148-149.

[19] 张福敏，龙涛 . 抗感染药药品说明书中有关儿童用药内容的调查分析 [J] . 临床合理用药杂志，2013 (15)：36.

［20］FDA.Specific requirements on content and format of labeling for human prescription drugs:proposed revision of "Pediatric Use" subsection in the labeling［J］.Fed Reg，1992，57:47423.

［21］Christian L.Off–Label Drug Use in Paediatrics: A World–Wide Problem［J］. Current Drug Targets，2012，13（7）：878–884.

［22］赵瑞玲，秦倩倩，张冠东，等 . 儿童用药现况分析［J］. 中国医药,2012,7（8）：1006–1008.

［23］闫佳佳，李 佳 . 650 份药品说明书中特殊人群用药情况调查分析［J］. 中国处方药，2014（5）：40–41.

［24］李 宏，万永霞 . 基于儿童用药标项的儿童常用药物说明书调查分析［J］. 临床合理用药杂志，2013（16）：145–146.

［25］姚 晖，黄志恩，李晓莹，等 . 我院常用抗菌药物说明书中儿童用药项目表述情况的调查分析［J］. 中国药房，2012，23（36）：3374–3376.

［26］关于印发《药品未注册用法专家共识》的通知［J］. 今日药学，2010（4）：1–3.

［27］Pandolfini C，Bonati M. A literature review on off–label drug use in children［J］. Eur J Pediatr，2005，164（9）：552–558.

［28］崔 芳 .WHO 发布《促进儿童药物安全性》报告［N］. 健康报，2007.

［29］国家食品药品监督管理总局 .2011 年国家药品不良反应监测年度报告［EB/OL］.http://www.sda.gov.cn/WS01/CL0078/72193.html.

［30］王 丽 . 高度关注儿童用药的安全性［J］. 儿科药学杂志，2009（5）：1–4.

［31］胡仪吉，金有豫 . 中国国家处方集：化学药品与生物制品卷：儿童版［M］. 北京：人民军医出版社，2013：2.

［32］刘 巍，杜晓曦，沈 璐 . 欧盟药物警戒数据库访问政策及启示［J］. 中国药物警戒，2013（9）：533–535.

［33］王晓玲，郭春彦 . 儿童用药剂型与规格的国外现状分析［J］. 中国药学杂志，2013，48（17）：1316–1320.

［34］王晓玲，张艳菊，郭春彦 . 我国儿童常用药品现状分析［J］. 中国执业药师，2013，10（5–6）：20–24.

［35］王晓玲，郭春彦 .2012 年版《国家基本药物目录》中适宜儿童药物分析［J］. 中国执业药师，2013，10（5–6）：15–19.

［36］陈 哲，谢晓慧，王晓玲，等.《国家基本药物目录》（2012 年版）中适宜儿童使用的化学药品和生物制品的分析［J］. 中国临床药理学杂志，2015，31（17）：1786-1788.

［37］王小川，王晓玲，谢晓慧，等.15 家医院儿科常用药品说明书儿童用药信息调查分析［J］. 中国药学杂志，2015，50（16）：1446-1450.

［38］胡泊洋，王晓玲，郭春彦，等.2012 版《国际基本药物目录》中成药中儿童适宜品种的文献分析［J］. 中国药房，2015，26（12）：1595-1598.

［39］郭春彦，王晓玲. 我国儿童药物剂型和规格的现状［J］. 儿科药学杂志，2013，19（8）：53-55.

［40］郭春彦，王晓玲.2012 版《国家基本药物目录》中儿童用药与《WHO 儿童基本药物标准清单》及《母亲和儿童的重点药物目录》的比较分析［J］. 中国药房，2013，24（44）：4311-4317.

［41］郭春彦，王晓玲. 大型综合儿童医院门诊患儿超说明书用药情况调查［J］. 临床药物治疗杂志，2014，12（2）：50-55.

第二章 中国儿童用药相关法律法规及政策现状

第一节 法律法规的相关规定

一、《中华人民共和国宪法》

《中华人民共和国宪法》第四十九条规定，“婚姻、家庭、母亲和儿童受国家的保护。”此条说明，在我国儿童享有最基本的公民权利，儿童的权益受到国家宪法的保护。儿童的基本权益就包括生存的权利和健康的权利，国家宪法保护儿童的生存权和健康权不受侵犯。

二、《中华人民共和国未成年人保护法》

《中华人民共和国未成年人保护法》第三条规定，“未成年人享有生存权、发展权、受保护权、参与权等权利，国家根据未成年人身心发展特点给予特殊、优先保护，保障未成年人的合法权益不受侵犯。”此条说明，未成年人虽然因为其生理、心理尚未发育成熟等原因属于社会的弱势群体，但其享有的生存权、发展权、受保护权、参与权等权利国家给予优先保护。未成年人享有其生存权，任何威胁到未成年人生存的行为将受到《中华人民共和国未成年人保护法》的约束与制裁。但此条例并未明确指出儿童的生命权和健康权是否享有特殊、优先的保护。儿童的生命权和健康权应当如何进行特殊、优先的保护，当儿童的生命权和健康权受到侵犯时，具体有哪些相应的法律条款给予儿童生命权和健康权的约束和监督，以及依据危害儿童生命权和健康权程度的不同，相应的惩罚和制裁措施是如何分级规定和执行的。

《中华人民共和国未成年人保护法》第三十五条规定，“生产、销售用于未成年人的食品、药品、玩具、用具和游乐设施等，应当符合国家标准或者行业标准，不得有害于未成年人的安全和健康；需要标明注意事项的，应当在显著位置标明。”此条说明，未成年人的健康权益受法律保护。未成年人所使用的的食品、药品、玩具、用具和游乐设施等受到国家和社会的重视，通过国家标准或者行业标准对相关产品进行约束和规范，通过法律手段保证未成年人的安全和健康。但此条并未明确划定国家标准与行业标准的范围。例如在儿童用药过程中应当遵照的具有最高权威性的国家标准或行业标准具体是什么，违反相应标准会受到何种制裁，具体执行和实施的部门职能划分。

《中华人民共和国未成年人保护法》第四十四条规定，“卫生部门和学校应当对未成年人进行卫生保健和营养指导，提供必要的卫生保健条件，做好疾病预防工作。”此条提出，未成年人的健康成长过程和成长环境受到重点关注和保护。在未成年人的成长过程中，提供卫生保健和营养指导利于未成年人的身心健康，是保障未成年人健康成长的重要环节。同时卫生保健条件是保障未成年人的健康权益不受侵犯的重要条件，做好疾病预防工作，保障未成年人的健康。具体实施层面，卫生部门应当做好对儿童的预防接种工作，国家免疫规划项目的预防接种实行免费；积极防治儿童常见病、多发病，加强对传染病防治工作的监督管理，加强对幼儿园、托儿所卫生保健的业务指导和监督检查，但此条并未提出儿童用药相关的标准与指导。

三、《中华人民共和国母婴保健法》

《中华人民共和国母婴保健法》第二条规定：“国家发展母婴保健事业，提供必要条件和物质帮助，使母亲和婴儿获得医疗保健服务。”此条说明婴儿的基本健康需求受到国家保护，同时国家对边远贫困地区的母婴保健事业给予扶持。但此条并未指出必要条件具体包括哪些内容，例如政策支持与必需的硬件设施。也并未指出物质帮助的具体标准，例如所提供的的物质帮助在总花费中所占的比例以及是否有上限等。同时未阐明对于偏远山区应以何种方式加以扶持，例如在偏远山区设立卫生机构，加强公共卫生知识宣传力度等。

《中华人民共和国母婴保健法》第三条规定：“各级人民政府领导母婴保健工作。”此条说明母婴保健事业在人民政府的领导下实施，人民政府本着为人民服务的原则，充分发挥社会主义制度的优越性，切实保障母婴保健工作落到实处。此外，母婴保健事业应当纳入国民经济和社会发展计划，积极调动多方力量共同促进母婴保健事业的繁荣发展。但此条并未指出各级人民政府的具体分工，例如法规指南的制定，实际工作的监管等。

四、《全国儿童保健工作规范（试行）》

2009 年，原卫生部办公厅颁布了《全国儿童保健工作规范（试行）》，其保健对象为 0 ～ 6 岁儿童，在胎儿保健、新生儿保健、婴幼儿及学龄前儿童保健等方面提出了要求，但其中并未涉及与儿童用药相关的具体内容。

五、《中国国家处方集（化学药品与生物制品卷 · 儿童版）》

2013 年 1 月，《中国国家处方集（化学药品与生物制品卷 · 儿童版）》出版发行，作为我国第一部专为儿童编制的、全面覆盖儿科各系统疾病的权威性临床用药指导文件，其为我国儿科临床药物治疗提供指导与依据，规范临床用药行为，提高儿童医疗安全与质量，保障儿童用药安全，指导和促进儿科临床合理用药。目前，我国与儿童用药相关的专项政策仍然十分匮乏，特别是针对我国儿童用药的相关药政法规。就药品生产环节而言，儿童用药的生产规格上缺少相关的法律法规约束；就使用环节而言，儿童用药的用法剂量多依据成人剂量，参照递减用量的方法进行临床给药，因此不可避免地大大增加了儿童药物在使用中的安全隐患。规范儿童用药已经迫在眉睫，我国规范化的儿童用药法律法规体系亟需建立。

六、《儿童权利公约》

第七届全国人民代表大会常务委员会第二十三次会议决定，批准 1989 年 11 月 20 日由联合国大会通过的《儿童权利公约》，同时声明：中华人民共和国将在符合其宪法第二十五条关于计划生育的规定的前提下，并根据《中华人民共和国未成年人保护法》第二条的规定，履行《公约》第六条所规定的义务。《儿童权利公约》第六条规定，“缔约国确认每个儿童的固有的生存权，最大限度地确保儿童的生存和发展”。第三十三条规定，“缔约国应采取一切适当措施，包括立法、行政、社会和教育措施，保护儿童不至非法使用有关国际条约中界定的麻醉药品和精神药物，并防止利用儿童从事非法生产和贩运此类药物。”但经联合国大会通过的《儿童权利公约》，并未涉及除麻醉药品和精神药物之外的与儿童用药相关的具体条约和规定。

第二节 国家文件的相关规定

一、《中国儿童发展纲要（2001～2010年）》《中国儿童发展纲要（2011～2020年）》

2001年，国务院颁布了《中国儿童发展纲要（2001～2010年）》，从儿童健康、教育、法律保护和环境四个领域提出了儿童发展的主要目标和策略措施。2001年以来，国家加快完善保护儿童权利的法律体系，强化政府责任，不断提高儿童工作的法制化和科学化水平，我国儿童生存、保护、发展的环境和条件得到明显改善，儿童权利得到进一步保护，儿童发展取得了巨大成就。截至2010年，基本实现了《中国儿童发展纲要（2001～2010年）》确定的主要目标"儿童健康、营养状况持续改善，婴儿、5岁以下儿童死亡率分别从2000年的32.2‰、39.7‰下降到13.1‰、16.4‰，孕产妇死亡率从2000年的53.0/10万下降到30.0/10万，纳入国家免疫规划的疫苗接种率达到了90%以上。儿童教育普及程度持续提高，学前教育毛入园（班）率从2000年的35.0%上升到56.6%，小学学龄儿童净入学率达到99.7%，初中阶段和高中阶段毛入学率分别达到100.1%和82.5%。孤儿、贫困家庭儿童、残疾儿童、流浪儿童、受艾滋病影响儿童等弱势儿童群体得到更多的关怀和救助。"

受社会经济、文化等因素的影响，儿童发展及权利保护仍然面临着诸多问题与挑战。全社会儿童优先意识有待进一步加强，儿童工作机制有待进一步完善。为进一步解决儿童发展面临的突出问题，促进儿童的全面发展和权利保护，依照《中华人民共和国未成年人保护法》等相关法律法规，遵循联合国《儿童权利公约》的宗旨，按照国家经济社会发展的总体目标和要求，结合我国儿童发展的实际情况，《中国儿童发展纲要（2011～2020年）》提出完善覆盖城乡儿童的基本医疗卫生制度，提高儿童身心健康水平；促进基本公共教育服务均等化，保障儿童享有更高质量的教育；扩大儿童福利范围，建立和完善适度普惠的儿童福利体系；提高儿童工作社会化服务水平，创建儿童友好型社会环境；完善保护儿童的法规体系和保护机制，依法保护儿童合法权益的总目标。同时针对儿童与健康发展领域、儿童与教育、儿童与福利、儿童与社会环境、儿童与法律保护等方面提出了具体的目标、策略措施、组织实施方式和监测评估方法。

二、《国家药品安全"十二五"规划》

《国家药品安全"十二五"规划》中提出"强化药品全过程质量监管。"严格药品研制监管。完善药品研制规范，制修订药品研制技术指导原则和数据管理标准，促进数据国际互认。建立健全药物非临床安全性评价实验室、药物临床试验机构监督检查体系和监管机制，探索建立分级分类监督管理制度。提高药物临床试验现场检查覆盖率，加强药物临床试验安全数据的监测。所有新药申请的非临床研究数据必须来源于符合《药物非临床研究质量管理规范》的机构。鼓励罕见病用药和儿童适宜剂型研发。加强受试者保护，提高药物临床试验的社会参与度和风险管理水平。加强医疗器械临床试验管理，制订质量管理规范。加强医疗器械产品注册技术审查指导原则制订工作，统一医疗器械审评标准，提高审评能力。

三、《中华人民共和国国民经济和社会发展第十三个五年规划纲要》

《中华人民共和国国民经济和社会发展第十三个五年规划纲要》第四节有关加强妇幼卫生保健及生育服务的内容提出，"全面推行住院分娩补助制度，向孕产妇免费提供生育全过程的基本医疗保健服务"。加强出生缺陷综合防治，建立覆盖城乡居民，涵盖孕前、孕期、新生儿各阶段的出生缺陷防治免费服务制度。全面提高妇幼保健服务能力，加大妇女儿童重点疾病防治力度，提高妇女常见病筛查率和早诊早治率，加强儿童疾病防治和预防伤害。全面实施贫困地区儿童营养改善和新生儿疾病筛查项目。婴儿死亡率、5 岁以下儿童死亡率、孕产妇死亡率分别降为 7.5‰、9.5‰、0.18‰。

第六十六章有关保障妇女未成年人和残疾人基本权益的部分提出"坚持男女平等基本国策和儿童优先，切实加强妇女、未成年人、残疾人等社会群体权益保护，公平参与并更多分享发展成果。"

此外，关于促进妇女全面发展方面提出并规定实施妇女发展纲要。保障妇女平等获得就学、就业、婚姻财产和参与社会事务等权利和机会，保障农村妇女土地权益，提高妇女参与决策管理水平。加强妇女扶贫减贫、劳动保护、卫生保健、生育关怀、社会福利、法律援助等工作。严厉打击拐卖妇女儿童、暴力侵害妇女等违法犯罪行为。消除对妇女的歧视和偏见，改善妇女发展环境。

关于关爱未成年人健康成长的规定，实施儿童发展纲要。强化对未成年人生存权、发展权、受保护权、参与权的依法保障和社会责任。完善未成年人监护制度，构建未成年人关爱社会网络，健全社区未成年人保护与服务体系。消除童工现象。制定实施青年发展规划，营造良好成长成才环境，促进学校教育、家庭教育、社会教育协调互动，培养青少年勤学、修德、明辨、笃实的良好品质，激发青少年活力和创造力。加强学校及周边社会治安综合治理，严厉打击危害未成年人身心健康的违法犯罪行为。加强未成年人心理健康引导。有效预防未成年人犯罪。鼓励青少年更多参与志愿服务和社会公益活动。

关于提升残疾人服务保障水平的方面，提出如下建议和要求：积极支持残疾人事业发展，建立健全残疾人基本福利制度，实现残疾人基本民生兜底保障；完善重度残疾人医疗报销制度；优先保障残疾人基本住房；完善残疾人就业创业扶持政策，健全公共机构，为残疾人提供就业岗位制度；加强残疾人康复和托养设施建设，鼓励社会力量提供服务；加强残疾人无障碍设施建设和维护；实施 0 ～ 6 岁残疾儿童康复、贫困残疾人基本型辅助器具适配等重点康复工程；建设康复大学，培养康复专业技术人才。

四、《国务院办公厅关于促进医药产业健康发展的指导意见》

《国务院办公厅关于促进医药产业健康发展的指导意见》中提出“推动重大药物产业化”，继续推进新药创制，重点开发具有靶向性、高选择性、新作用机理的治疗药物，重点仿制市场潜力大、临床急需的国外专利到期药品；开发符合儿童生理特征的新品种、剂型和规格。开展临床必需、用量小、市场供应短缺的基本药物定点生产，加强其生产能力建设和常态化储备，满足群众基本用药需求。

五、《深化医药卫生体制改革 2016 年重点工作任务》

《深化医药卫生体制改革 2016 年重点工作任务》提出“提高药品供应

保障能力，巩固完善基本药物制度。”强化短缺药品供应保障和预警，建立多部门会商联动机制，以省（区、市）为单位选择若干医院和基层医疗卫生机构作为短缺药品监测点，完善短缺药品信息报送制度。建立以基本药物为重点的临床用药综合评价体系，推动建立常态短缺药品储备制度。对已完成定点生产的四个品种，组织公立医疗机构按规定从定点生产企业采购，对中标企业的生产供应情况进行监测，及时解决出现的问题。扩大定点生产试点品种范围，新增5个左右品种。支持建设小品种生产基地。加大科技创新力度，实施促进我国医疗器械和医药产业发展的指导性政策。加快推进重大新药的自主创新与产业化，加快推进医疗器械国产化和品牌化发展。深化药品医疗器械审评审批制度改革。进一步畅通儿童、老年人等特殊人群用药，罕见病用药、临床急需药品的审评审批专门通道，加快注册审评进度。建立生产、配送企业约谈制度，重点提高乡村、边远地区药品配送管理水平，完善短缺药品配送管理。具体由卫生计生委、工业和信息化部、发展改革委、食品药品监管总局、科技部分别负责。研究基本药物目录、生产、标识、价格、配送、配备使用等方面实行政策统一的工作，鼓励地方先行开展探索。研究儿童基本用药适宜剂型、规格，加强基本药物临床应用和处方集培训，加大对贫困地区药事服务帮扶力度。推进仿制药质量和疗效一致性评价，做好基本药物全品种抽验工作。继续加强对国家基本药物品种的不良反应监测，及时向社会发布药品安全性信息。开展专项检查、“飞行”检查等多种形式的监督检查，对基本药物生产、经营过程中存在的违法违规行为，予以立案查处。增加艾滋病等特殊药物免费供给。推进保障老年人基本用药工作。具体由卫生计生委、财政部、发展改革委、科技部、工业和信息化部、食品药品监管总局、中医药局分别负责。

第三节　专门政策的相关内容

一、《关于保障儿童用药的若干意见》

《关于保障儿童用药的若干意见》就我国儿童用药适宜品种少、适宜剂型和规格缺乏、药物临床试验基础薄弱、不规范处方行为和不合理用药等问题仍比较突出，亟待采取措施予以解决的现状背景，为进一步做好保障儿童用药工作，提出加快申报审评，促进研发创制；加强政策扶持，保障生产供应；完善体系建设，提高临床使用综合评价能力；强化监督管理，确保质量安全；坚持中西药并重，发挥中医药特色优势；加强合理用药宣传，提高全民健康意识等六条意见。

二、《国家卫生计生委办公厅关于成立国家卫生计生委儿童用药专家委员会的通知》

国家卫生计生委办公厅对各省、自治区、直辖市卫生计生委，新疆生产建设兵团卫生局下达通知，为进一步落实国家卫生计生委等6部门《关于保障儿童用药的若干意见》（国卫药政发〔2014〕29号），充分发挥儿科专业学会的学术优势，完善儿童用药数据，促进儿童用药安全科学合理使用，保障儿童基本用药需求，决定组建国家卫生计生委儿童用药专家委员会。

规定国家卫生计生委儿童用药专家委员会的主要职责为：负责组织相关专家总结儿科临床用药经验及安全用药数据，形成行业共识，推动建立科学规范的儿童用药指南，对部分已临床使用多年但药品说明书缺乏儿童用药数据的药品进行组织论证、补充完善儿童用药数据，对保障儿童用药工作提出建议，开展相关具体指导实施工作。

三、《关于落实完善公立医院药品集中采购工作指导意见的通知》

该通知指出，包括妇儿专科非专利药品、急（抢）救药品、基础输液、常用低价药品以及暂不列入招标采购的药品，各地可参照国家卫生计生委委托行业协会、学术团体公布的妇儿专科非专利药品、急（抢）救药品遴选原则和示范药品，合理确定本地区相关药品的范围和具体剂型、规格，满足防治需求。

四、《关于完善公立医院药品集中采购工作的指导意见》

该指导意见指出，对妇儿专科非专利药品、急（抢）救药品、基础输液、临床用量小的药品（上述药品的具体范围由各省区市确定）和常用低价药品，实行集中挂网，由医院直接采购。

五、《国家卫生计生委办公厅关于进一步加强医疗机构儿童用药配备使用工作的通知》

为进一步加强医疗机构儿童用药配备使用工作，促进儿童用药安全科学合理使用，满足儿童基本用药需求，发布该通知。具体内容主要涉及：①加强药品配备，满足临床需求。根据《处方管理办法》（原卫生部令第53号）关于医疗机构药品配备有关规定，儿童用药应当满足不同年龄层次患儿需求，属于因特殊诊疗需要使用其他剂型和剂量规格药品的情况，各医疗机构要放宽对儿童适宜品种、剂型、规格的配备限制；②完善采购工作，确保药品供应。进一步落实公立医院药品集中采购工作，对妇儿专科非专利药品等暂不列入招标采购的药品，各地可参照国家卫生计生委委托行业协会、学术团体公布的妇儿专科非专利药品遴选原则和示范药品，合理确定本地区药品的范围和具体剂型、规格，直接挂网采购，满足儿科临床需求；③规范处方行为，引导合理使用。

各医疗机构要参照国家处方集、基本药物临床应用指南和处方集，规范处方行为，推进药品使用管理信息化，提高合理用药水平。要充分发挥药师作用，加强抗生素等重点药品应用管理和评价，建立用药处方、医嘱点评制度，将点评结果作为医师定期考核和绩效管理依据，确保儿童用药科学、规范、安全、合理。

六、《关于临床急需儿童用药申请优先审评审批品种评定基本原则及首批优先审评品种的公告》

该公告公布了优先审评、审批的儿童用药注册申请品种目录，确定的审批品种将列入审评计划优先审评。该公告同时指出，临床急需儿童用药申请优先审评审批品种评定的基本原则，满足“针对严重威胁儿童生命或者影响儿童生长发育，且目前无有效治疗药物或治疗手段的疾病”或“相比现有的治疗药物，具有明显治疗优势”条件之一的被列为。满足“国内现行药品说明书中包含确定的‘儿童用法用量’”或“现有剂型或规格均不适用于儿童，新增剂型或规格适合于儿童”条件之一的被列为。对于新增用于儿童人群品种、改剂型或新增规格品种，若申报厂家的数目为多家申请的，按照申请先后排队顺序，对排第一位的优先审评，若经审评不符合要求，则取消优先资格，后面的同品种申请可按序增补替代，即对于目前市场短缺的儿童用药品，实行优先审评。

七、《儿科非专利药品直接挂网采购示范药品遴选原则（化学药品和生物制品部分）》

《儿科非专利药品直接挂网采购示范药品遴选原则（化学药品和生物制品部分）》提出了“以患者为中心，以临床用药需求为导向”“安全、有效、经济，适宜儿童使用的药品”“说明书中有明确儿科适应证的药品或目前在儿科临床常用的药品”“适宜儿童使用的剂型和规格”的遴选原则，同时明确了优先选择标准，即“纳入国家基本药物目录、国家医保目录和WHO儿童基本药物示范目录的药品”“中国药典、国家处方集（包括儿童用药部分）收载的药品”“纳入国家临床路径、重大疾病保障、重大药物创新、重大公共卫生项目的药品”“纳入儿科常见疾病临床治疗指南（共识）或诊疗规范的药品”“临床必需但供应短缺的药品”“说明书中有儿童用法用量的药品”和“不需要特殊条件储存、方便临床使用的药品”。独家生产药品和采购金额大的药品重点论证，同时提出坚持公平、公正、廉政的原则。

八、《关于加强儿童医疗卫生服务改革与发展的意见》

《关于加强儿童医疗卫生服务改革与发展的意见》就加强儿童医疗卫生服务改革与发展，提出通过深入贯彻落实党的十八大和十八届三中、四中、五中全会精神，通过加强儿科医务人员培养和队伍建设，实现完善儿童医疗卫生服务体系，推动儿童医疗卫生服务领域改革与创新，达到儿童医疗卫生事业发展和儿童健康目标实现的总要求。并强调，加强儿童医疗卫生服务改革与发展，是健康中国建设和卫生计生事业发展的重要内容，对于保障和改善民生、提高全民健康素质具有重要意义。为缓解我国儿童医疗卫生服务资源短缺问题，促进儿童医疗卫生事业持续健康发展，“十三五”期间，制定实施儿科医务人员培养规划，通过“培养一批、转岗一批、提升一批”，增加儿科医务人员数量，提高队伍整体素质。通过调整结构、优化布局、提升能力，完善儿童医疗卫生服务体系，实现区域儿童医疗卫生资源均衡发展。通过深化体制机制改革，建立完善促进儿童医疗卫生事业发展的政策体系和激励机制，调动儿科医务人员积极性。坚持预防为主、防治结合、发挥基层作用，做好儿童医疗卫生服务工作，增强人民群众获得感。《关于加强儿童医疗卫生服务改革与发展的意见》还提出“到2020年，建立健全功能明确、布局合理、规模适当、富有效率的儿童医疗卫生服务体系，每千名儿童床位数增加到2.2张。加强儿科医务人员队伍建设，每千名儿童患者儿科执业（助理）医师数达到0.69名，每个乡镇卫生院和社区卫生服务机构至少有1名全科医师提供规范的儿童基本医疗服务，基本满足儿童医疗卫生需求。”的主要目标。同时就加强儿科医务人员培养和队伍建设、完善儿童医疗卫生服务体系、完善儿童医疗卫生服务体系、推进儿童医疗卫生服务领域改革、防治结合提高服务质量等方面，具体提出了推进高等院校儿科医学人才培养、扩大儿科专业住院医师规范化培训规模开展儿科医师转岗培训、加强儿童医院、综合医院儿科和妇幼保健机构建设、优化优质儿童医疗资源区域布局、推动形成儿童医疗服务网络、合理调整儿科医疗服务价格、提高儿科医务人员薪酬待遇、促进儿科医务人员职业发展、推进优质儿童医疗资源下沉、优先开展儿童家庭签约服务、鼓励社会力量举办儿童专科医疗机构、开展贫困家庭儿童医疗救助、做好儿童用药供应保障、促进儿童预防保健、加强儿童急危重症救治能力建设、有效应对高峰期医疗需求、加强中医儿科诊疗服务、构建和谐医患关系的具体要求。《关于加强儿童医疗卫生服务改革与发展的意见》还指出就组织实施层面，应本着加强组织领导、强化部门协作的原则，同时加强社会宣传。

参考文献

［1］中国儿童发展纲要（2011-2020年）［EB/OL］.http:// www.ccc.org.cn/html/Home/report/1076-1.htm.

［2］国家食品药品监督管理总局.国家药品安全“十二五”规划［EB/OL］.http://www.sda.gov.cn/WS01/CL0900/69672.html.

［3］新华社.中华人民共和国国民经济和社会发展第十三个五年规划纲要［EB/OL］.http://www.gov.cn/xinwen/2016-03/17/content_5054992.htm.

［4］国务院办公厅．国务院办公厅关于促进医药产业健康发展的指导意见［EB/OL］．http://www.gov.cn/zhengce/content/2016-03/11/content_5052267.htm.

［5］中华人民共和国国家卫生和计划生育委员会．关于保障儿童用药的若干意见［EB/OL］.http://www.nhfpc.gov.cn/yaozs/s3581/201405/e51354d631944fa68aac0c4d9585f291.shtml.

［6］中华人民共和国国家卫生和计划生育委员会．国家卫生计生委办公厅关于成立国家卫生计生委儿童用药专家委员会的通知［EB/OL］．http://www.nhfpc.gov.cn/yaozs/s3581/201503/1bd6e7f347b34676bcbccf77fb255bc1.shtml.

［7］中华人民共和国国家卫生和计划生育委员会．国家卫生计生委办公厅关于进一步加强医疗机构儿童用药配备使用工作的通知［EB/OL］．http://www.moh.gov.cn/yaozs/s3581/201509/9b2616ea65014257b2970df81ce46a8c.shtml.

［8］国务院办公厅．关于完善公立医院药品集中采购工作的指导意见［EB/OL］．http://www.gov.cn/zhengce/content/2015-02/28/content_9502.htm.

［9］中华人民共和国国家卫生和计划生育委员会．关于落实完善公立医院药品集中采购工作指导意见的通知［EB/OL］．http://www.nhfpc.gov.cn/yaozs/s3573/201506/36a74780403d4eed96ca93b665620941.shtml.

［10］CFDA 药品审评中心．关于临床急需儿童用药申请优先审评审批品种评定基本原则及首批优先审评品种的公告［EB/OL］．http://www.cde.org.cn/news.do?method=viewInfoCommon&id=313519.

［11］中华人民共和国国家卫生和计划生育委员会．儿科非专利药品直接挂网采购示范药品遴选原则（化学药品和生物制品部分）［EB/OL］．http://www.moh.gov.cn/yaozs/s7652/201509/105a04136fad412e9f57fa8034126bd9.shtml.

［12］中华人民共和国国家卫生和计划生育委员会．关于印发加强儿童医疗卫生服务改革与发展意见的通知［EB/OL］．http://www.nhfpc.gov.cn/yzygj/s3594q/201605/d8c3d4f7bcda487fb145fc95fac9c8b3.shtml.

第三章　国际儿童用药监管经验借鉴

第一节　国际儿童用药法规体系发展进程简介

国际儿童用药法规体系是从发布针对制药企业的指南到制定管理规定，最终上升到立法层面，建立一套系统的法规体系（表 3–1、表 3–2）。

表 3–1　美国儿童用药法规体系进展

项目	颁布时间（年）	中文名称	英文名称
规范指南	1977	《婴儿和儿童用药临床评价的一般参考指南》	General Considerations for the Clinical Evaluation of Drugs in Infants and Children
管理规定	1979	《关于儿童使用药品的说明书中注意事项部分内容的管理规定》	Management Rules on the Contents of the Notes in the Instructions for the Use of Medicines in Children
	1994	《儿科药品标签使用和剂量推定最终规则》	Specific Requirements on Content and Format of Labeling for Human Prescription Drugs, Revision of "Pediatric Use" Subsection in the Labeling Final Rule
	1997	《儿科规则》	Pediatric Rule
	1998	《儿童最终规则》	Final Pediatric Rule
法律法则	1994	《儿科标签法》	Pediatric Labeling Rlue
	1997	《食品药品监督管理局现代化法》	Food and Drug Administration Modernization Act，FDAMA
	2002	《儿童最佳药品法案》	Best Pharmaceuticals For Children Act, BPCA
	2003	《儿童研究公平法案》	Pediatric Research Equity Act , PREA
	2007	《食品药品管理修正案》	Food and Drug Administration Amendments Act，FDAAA

续表

项目	颁布时间（年）	中文名称	英文名称
法律法则	2012	《FDA 安全和创新法》	Food and Drug Administration Safety and Innovation Act，FDASIA
相关机构	1887	联合国立健康研究院	National Institution of Health，NIH
	1930	美国儿科学会	American Academy of Pediatrics，AAP
	1999	儿科咨询委员会	Pediatric Advisory Committee，PAC
	2007	儿科评审委员会	Pediatric Review Committee，PeRC

表 3–2 欧盟、WHO 儿童用药法规体系进展

项目	颁布时间（年）	中文名称	英文名称
目录指南	2000	《儿童人群药品临床研究指南》	Guidelines for Clinical Study of Drugs for Children
	2005	《英国国家儿童处方集》	British National Formulary for Children，BNFC
	2007	《促进儿童药物安全性报告》	Promoting Safety of Medicines for children
	2007	《世界卫生组织儿童基本药物目录》	WHO Model List of Essential Medicines for Children
	2009	《世界卫生组织儿童基本药物目录》第 2 版	WHO Model List of Essential Medicines for Children（the second edition）
	2010	《世界卫生组织儿童标准处方集》	WHO Model Formulary for Children
	2010	《儿童药品合理使用信息集（专家版）》	Information on the Rational Use of Medicines for Children（Expert Edition）
	2011	《世界卫生组织儿童基本药物目录》第 3 版	WHO Model List of Essential Medicines for Children（the third edition）
	2013	《世界卫生组织儿童基本药物目录》第 4 版	WHO Model List of Essential Medicines for Children（the fourth edition）
法律法规	2007	《儿童用药监督管理条例》	The Paediatric Regulation

续表

项目	颁布时间（年）	中文名称	英文名称
法律法规	1989	人用药品注册技术要求国际协调会	International Conference on Harmonization of Technical Requirements for Registration of Pharmaceuticals for Human Use，ICH
相关机构	1995	欧洲药品评估局	The European Agency for the Evaluation of Medicinal Products，EMEA
	2001	欧盟药物警戒数据库	Eudra Vigilance
	2004	国际临床试验注册平台	International Clinical Trials Registry Platform，ICTRP
	2005	儿童药物研究网络	Medicines for Children Research Network，MCRN
	2006	世界卫生组织和联合国儿童基金会	United Nations International Children's Emergency Fund，UNICEF
	2007	欧盟药物管理局下设的儿科药品委员会	PaediatricCommittee，PDCO
	2007	儿科研究计划	Pediatric Investigation Plan，PIP
	2010	儿童用药监管部门网络	Paediatric medicines Regulators' Network，PmRN
	2011	儿科药品营销权	Pediatric Use Marketing Authorisation，PUMA

一、美国儿童用药法规体系的进展

美国将 18 岁以下的人群定义为儿童，但药品的适应证并非全部适宜于儿童这一情况始终存在。美国自 20 世纪 80 年代以来，为了保障儿童合理用药，美国食品药品监督管理局（Food and Drug Administration，FDA）先后颁布了一系列法律法规以加强儿童用药管理。

1977 年，FDA 发布《婴儿和儿童用药临床评价的一般参考指南》（General Considerations for the Clinical Evaluation of Drugs in Infants and Children），作为指导儿童用药的建议性指南提出。

1979 年，FDA 发布了《关于儿童使用药品的说明书中注意事项部分内容的管理规定》(Management Rules on the Contents of the Notes in the Instructions for the Use of Medicines in Children)，提出建议企业依据成人的临床研究资料，在药品的说明书中增加补充“儿童用药”的相关内容。

1994 年，FDA 再次对上述规定进行修订，发布了《儿科药品标签使用和剂量推定最终规则》(Specific Requirements on Content and Format of Labeling for Human Prescription Drugs，Revision of "Pediatric Use" Subsection in the Labeling Final Rule)，允许企业在增补“儿童用药”相关内容时，儿童用药依据的判定可以参考成年人的用药安全性和有效性数据。具体可分为两种情况，如果该适应证所治疗的疾病情况成人与儿童一致或相似，则仍可沿用成人的用药安全性和有效性数据；但当该适应证所治疗的疾病情况，成人与儿童存在明显差异不相一致时，则需要企业进行独立的儿童试验予以评价。

同年，FDA 发布《儿科标签法》，提出由企业自愿对已上市的处方药进行调查，调查现有的数据是否符合为其已经上市的处方药标签添加有关儿童使用情况的信息。结果同样分两种情况，如果现有数据足够支持儿童用药方面的信息，则该企业可以通过向 FDA 提交“New Drug Application (NDA)”补充申请的形式获得修改药物说明书的准许；另一种情况，如果是未经儿科安全性和有效性测试的药品，则需要在药物标签信息添加“无儿童用药经验”的声明。《儿科标签法》提出允许成人人群中的有效性数据和儿科患者中的药代动力学数据、安全性数据外推至该药的儿科使用说明，但仅限于已知该药在儿科人群和成人人群中病程的发展和对药物的反应性类似，但是该规定并没有达到推动药品制造商进行附加的儿童药品临床实验的目标，《儿科标签法》实施后，仅有少量规范性临床试验按照该法规的要求完成。

1997 年，美国国会通过了《食品药品监督管理局现代化法》(Food and Drug Administration Modernization Act，FDAMA)，从立法的角度鼓励企业进行儿科研究，其中规定给予进行儿科药品临床试验的新药以 6 个月的专利权延长期，这 6 个月专利保护期除适用于儿科药物和儿科制剂外，也同样适用于该企业所有的其他规格和用途的药品。FDAMA (section 505A) 中的自愿儿科专卖权条款的提出，同样基于鼓励过企业进行儿科研究的出发点。FDA 通过制定添加了儿科使用信息后能使儿科人群获益的药品目录，并以书面要求函发布给资助者请求开展儿科人群药物临床试验。如果制药企业对 FDA 书面要求函所列某一活性成分在规定时间内完成儿童临床研究，该条款将延长专利保护，以给予该企业额外的6个月市场专卖权。值得强调的是，该条款所指的6个月专卖权不仅仅是给予在儿科人群中被研究过的药品，也给予该企业的任何配方、任何剂型和任何适应证的药品，那些含有某种分子（或其一成分）的相同活性部分的药品拥有当前的上市专卖权或专利期。FDAMA中儿科专卖权条款的提出在推动儿童药品临床有效性研究方面起到了积极的作用。

同年，也是继《儿科标签法》实施效果不佳之后的另一举措，FDA提出《儿科规则》(Pediatric Rule)，1998年演变为《儿童最终规则》(Final Pediatric Rule)，该规则要求在包括新药申请、生物制品许可申请、新活性成分、新适应证、新剂型、新给药方案和新给药路径等补充申请在内的“新药申请评审程序”中添加儿科药品临床实验，要求新药生产商在新药获批前提交该适应证相应的儿科人群安全性和有效性数据，FDA对这些品种给予FDAMA提出的专利延长期保护。但是在2000年，《儿童最终规则》被美国医师协会（Association of American Physicians and Surgeons）、竞争性企业和消费者警示协会（Competitive Enterprise Institute and Consumer Alert）联合起诉，并于2002年被华盛顿联邦法院以与BPCA不相容和超出FDA的法定权限为由判为无效。

2002年，FDA通过《儿童最佳药品法案》(Best Pharmaceuticals for Children Act，BPCA)，要求药品制造商进行由美国国立卫生研究院赞助的儿科药品临床试验。

2003年通过的《儿童研究公平法案》(Pediatric Research Equity Act，PREA)，主要是基于对《儿童最终规则》内容的改版，授权FDA批准以药品制造商赞助的儿科药品临床试验作为激励机制和公共基金机制后的补充手段，推动促进儿童药品的临床研究。

2007年，FDA通过《食品药品管理修正案》(Food and Drug Administration Amendments act，FDAAA)，该法案对《儿童最佳药品法案》和《儿童研究公平法案》进行修订，修正案规定政府机构应发布药品和生物制品进行儿童临床研究的信息。

美国从1977年发布针对制药企业的指南，到颁布针对儿科标签相关的具体管理规定，直至最终上升到以《儿童最佳药品法案》和《儿童研究公平法案》为主要约束法规的立法层面，期间经历近 40 年的改革发展，逐步建立了一套相对完整系统的儿童用药法律保障体系。

二、欧洲儿童用药法规体系的进展

欧洲多数国家将 18 岁以下的人群定义为儿童，在欧洲，同样由于许多药品没有进行充分的儿童临床研究，而在临床合理使用时存在困境。一方面儿童及其家长承担着巨大的人身健康风险，另一方面医师、药剂师也不可避免地承担着不可预知的执业风险。

1995 年，欧洲药品评估局（The European Agency for the Evaluation of Medicinal Products，EMEA）成立，该机构采取了各种保障儿童安全用药的措施，在儿童安全用药方面发挥着非常重要的作用。

1998 年，欧盟将儿科临床试验加入 ICH 的指导原则中。

2002 年，欧盟将 ICH 发布的部分指导原则作为欧盟相应的技术指南公布。同时，欧盟在参考借鉴美国已制定执行的法律法规的基础上，提出儿科研究计划（Pediatric Investigation Plan，PIP）、儿科药品营销权（Pediatric Use Marketing Authorisation，PUMA）等新措施。

2005 年，英国医学会、大不列颠皇家药学会、儿科与儿童健康皇家学院及新生儿与儿科药师协会联合出版了第一部《英国国家儿童处方集》，处方集涉及人群为 18 岁以下的儿童、新生儿，指南为临床医师儿童安全合理用药提供了一系列指导。

2007 年，欧洲实施了《儿童用药监督管理条例》（The Paediatric Regulation，RU），确立了儿童用药立法框架，以期实现加强儿童药品的供应、丰富完善儿童药品的用药信息，提高儿童用药临床研究质量的目标。

2008 年以来，欧盟出台了一系列强制性措施保障《儿童用药监督管理条例》的实施。欧盟规定自 2008 年 7 月 26 日起，申请新药必须提交 PIP；自 2009 年 1 月 26 日起，新适应证申请也必须提交 PIP。

第二节 国际儿童用药管理相关立法内容比较

美国食品药品监督管理局（FDA）先后发布了一系列的法律法规，逐步完善儿童用药监督管理体系的建设，使儿童用药的安全合理得到法律保障。美国还针对儿童用药的监管成立了儿科咨询委员会（PediatricAdvisory Committee，PAC）和儿科评审委员会（Pediatric Review Committee，PeRC）等专属机构。

欧洲儿童用药的研究工作较美国起步晚、但发展迅速，目前欧盟在儿童用药监管方面发布实施的相关法律法规较为完善。欧洲于1995年成立的欧洲药品评估局（The European Agency for the Evaluation of Medicinal Products，EMEA）在促进儿童用药合理监管方面起到了重要的作用。

日本并未设立专属的儿童用药监管机构，在日本与儿童用药相关的监管问题主要是由日本厚生劳动省（ministry of health，labour and welfare，MHLW）的附属机构来负责。此外，日本同样成立了"儿科用药研究小组""未获批准药品研究小组""儿童药物疗法研讨会"等与儿童用药相关的小组，具体负责儿童用药的日常监管及促进工作，保障儿童用药的安全合理。

国际儿童用药监管合作是促进全球儿童用药合理安全使用的有力保障。国际上，由欧盟、美国、日本三方成员国发起，并由三方成员国的药品管理当局与三方成员国的制药企业管理机构为主要成员所组成的人用药品注册技术要求国际协调会（International Conference on Harmonization of Technical Requirements for Registration of Pharmaceuticals for Human Use，ICH）；由英国、芬兰、法国、德国、荷兰建立了儿童药物研究网络（Medicines for Children Research Network，MCRN）；以及其他国际儿童用药监管合作机构平台如儿科药理学研究单位协作网（Pediatric Pharmarcology Research Unit Network，PPRU）、儿童药物研究网（Medicines for Children Research Network）、儿童药物开发欧洲协作网（Network for Drug Investigation in Children）、青少年药物开发欧洲工作组（Task-Force in Europe for Drug Development for the Young）等。

一、美国儿童用药监管

1. 法规文件 美国儿童用药监管体系中，以2012年后永久性授权的《儿童研究公平法案》（Pediatric Research Equity Act，PREA）和《儿童最佳药品法案》（Best Pharmaceuticals for Children Act，BPCA）为儿童用药监管的主要法律依据。

（1）《儿童研究公平法案》:《儿童研究公平法案》主要适用于新药申请、新生物制品申请和新的适应证、新的剂型、新的给药方案、新的给药途径以及新的活性成分的申请等补充申请。

基于对 1998 年《儿童最终规则》内容的修改和增补完善，2003 年美国国会通过了《儿童研究公平法案》。该法案的提出与实施，为儿童用药信息的获得提供法律保障，同时鼓励企业进行儿科研究，促进并推动可用于儿童的药品其儿科临床试验的进行。该法案明确 FDA 有权要求对一些批准的药品和生物制品的某些特定的适应证进行儿科评估、上市前对其进行儿科临床试验。儿科评估主要包括两个方面的要求，一方面评估结果应该阐明针对各个年龄段的儿童群体，该药品或生物制品特定适应证中的安全性和有效性数据，至少需要包括安全性研究、药物代谢动力学数据或药物效应动力学数据；另一方面该药品或生物制品评估结果可以为其在儿童人群中的使用和管理提供部分数据支持。

《儿童研究公平法案》中明确了 FDA 免除和推迟儿科研究、企业提交延期研究计划的判别执行标准。当企业的药品符合该药品在儿童人群中使用受到限制、该药品应用于儿童人群可能会不安全或无效、没有一种适合儿童人群的配方这三方面条件的其中之一，FDA 准许授予企业儿科研究豁免。当企业的药品符合药品准备在成人中使用、药品在应用于儿童人群前还需要一些额外的安全信息或其他原因这三方面条件的其中之一，FDA 准许授予企业推迟儿科研究、延期提交研究计划。但必须引起注意的是，如果药品在儿童人群中使用未获批准的原因是其不安全性或无效性，那么这些原因必须在药品标签中注明；药品在儿科评估过程中，不论是积极的还是消极的所有儿童临床研究的结果，都应该在标签中注明。FDA 对于药品儿科研究最后的免除或延期决定将在申请批准时做出。《儿童研究公平法案》自 2003 年获准通过后，又相继于 2007 年被重新授权、2012 年后永久性授权。作为美国儿童用药方面所遵循的主要法律之一，《儿童研究公平法案》在保障儿童用药信息的获得、鼓励企业进行儿童用药的研发和临床试验研究方面发挥着重要的作用。

（2）《儿童最佳药品法案》:《儿童研究公平法案》主要适用于处于专利保护期的药品，对非专利药品的儿科研究也作了一些规定。该法案于 2002 年获得通过，为企业对处于专利保护期的药品的临床试验提供经济上的支持，鼓励儿童用药研发。

《儿童研究公平法案》规定，FDA 有权要求企业对已经批准和未被批准的药品进行儿童适应证的相关研究。一方面，企业需要通过书面请求，自愿提供儿童药物临床研究和非临床研究的评估报告。另一方面，FDA 可以对企业发放两类书面请求，一类是 FDA 所建议的儿童研究书面请求，依据《儿童研究公平法案》规定，企业需要提交 FDA 所建议的儿童研究报告，该研究报告需要包括制药企业为获得儿科用药专卖权所进行的所有研究；另一类是 FDA 发给制药企业一个不包括 FDA 建议的儿童研究的书面请求。多数情况下，FDA 会要求制药企业进行更多的相关研究，例如，针对相同适应证进行儿童用药的非临床研究，或者针对不同适应证进行儿童用药相关研究。制药企业与 FDA 会就儿科研究的具体细节签订书面协议，制药企业依据书面申请和书面协议中规定的内容和期限完成儿科研究要求的所有临床试验、非临床研究项目，并通过新药申请或补充申请的形式向 FDA 提交儿童用药研究的研究报告，如果该研究报告的内容与书面请求和书面协议的内容一致、完全相符，那么无论研究报告中的结果是否积极，即该药品经儿童用药临床研究后是否可以在儿童群体中使用，FDA 都会授予该药品长达 6 个月的儿科独占保护期。

《儿童研究公平法案》和《儿童最佳药品法案》的颁布实施都是为了实现一个共同的目标，即在为儿童药品的安全合理使用提供药品标签和临床用药信息的同时，鼓励促进儿童用药的临床试验的开展、促进儿童用药的研发和生产，从各自的角度为儿童用药的临床试验、安全监管提供法律保障。

2. 组织机构　美国关于儿童用药相关的机构主要包括儿科治疗办公室（Pediatric Treatment Office，PTO）、儿科咨询委员会（Pediatric Advisory Committee，PAC）和儿科评审委员会（Pediatric Review Committee，PeRC）等。

儿科治疗办公室直接由美国国会授权，其核心任务是保证儿童能用到创新的、安全和有效的药物。主要涉及下述四方面的工作：①确保儿童用药临床研究的科学性；②确保儿童所参加的临床研究在伦理上是适当的；③儿科治疗办公室对授权儿科咨询委员会在儿科研究获得数据后修改药物或生物制品的标签 18 个月后进行安全性审查；④处理与国际交流相关等内容。

儿科咨询委员员主要职责是为 FDA 官员提供以下几个方面与儿童用药相关

的建议：①明确儿科研究要在《公共健康服务法》（Public Health Service Act，PHSA）和《联邦食品、药品、化妆品法》（Federal Food Drugs and Cosmetic Act，FDCA）相关部分的指导下进行；②确定与儿科治疗（包括药品和生物制剂）及儿童用医疗器械有关的临床试验的伦理道德、设计分析和其他方面的内容；③儿科咨询委员日常工作涉及《儿童最佳药品法案》第 3 部分“药物研究科研基金”中指定的儿童标签纠纷、第 5 部分“具有市场独占权药品标签的及时修改；药物费用”中指定的儿童标签的修改、第 17 部分“不良事件报告”中具有市场独占权的药品不良事件报告及任何可能发生的安全问题等内容；④药品监督管理机构 FDA 监管职责范围内的药品中出现的标签纠纷等其他问题和联邦法规中提到的与儿童临床研究相关的其他伦理问题也是儿科咨询委员日常工作中涉及的内容之一。

儿科评审委员会是《食品药品监督管理局现代化法》中明确规定的必须成立的机构，负责包括研究结果及标签修改建议的儿科研究报告是否纳入新药申请或补充申请的审核工作。其主要职责包括两个方面的内容：①根据《儿童研究公平法案》的规定，对药品或生物制品的新药申请或补充申请中的儿科研究计划、儿科评价或其免除、延期进行专业审评；②根据《儿童研究公平法案》的规定，在 FDA 书面请求发布前对其进行评价，并对儿科研究方案进行评估，以期确保儿科研究的安全性和可行性。

二、欧洲儿童用药监管

1. 法规文件　欧洲儿童用药立法始于 1997 年，最早始于欧洲药品评估局（the European Agency for the Evaluation of Medicinal Products，EMEA）在欧盟圆桌会议上召开专家委员对儿科临床试验以及引入儿童用药开发的激励机制进行了研讨讨论。现行的《儿童用药监管条例》（The Paediatric Regulation，PR），2006 年年底由欧盟官方正式发布，于 2007 年 1 月 26 日正式实施，在各成员国生效。该条例以促进儿童用药品的发展和可及性，确保儿童使用的药品经过了符合伦理道德的临床试验和合理授权，改善儿童各个年龄阶段药品使用信息的可获得性为目标，具体涉及儿科独占权、儿科专卖权等内容。《儿童用药监管条例》主要涉及四个方面的内容：①在法律框架内引入药品儿科研究计划（Pediatric Investigation Plan,PIP），旨在保证那些对儿童人群有潜在应用价值的药品的发展。儿科研究计划中应指出受试儿童的年龄、项目具体的研究时间安排，以及为了证明药品在儿童人群中安全、有效所采取的措施。欧盟规定，自 2008 年 7 月 26 日起，申请新药必须提交计划，自 2009 年 1 月 26 日起，新适应证的申请也必须提交计划；②针对于儿童用药的临床试验、研发生产欧盟制定了一系列的奖励和激励政策，以期达到在儿童没有遭受不必要的临床试验以及不耽误其他年龄阶段的人群使用某种药品的情况下达到监管条例实行的目标。获得授权的药品（其中药品信息中包括了 PIP 研究结果），在欧盟将有资格获得 6 个月的专利延长期。值得一提的是，为了促进儿童用药临床试验的研究发展，欧洲药品评估局还免费向制药企业提供科学的建议，科学指导制药企业共同促进儿童用药临床试验、药物创新研究的发展；③为了解决儿童用药临床存在的信息缺乏问题，《儿童用药监管条例》采取了一系列的措施增加工作内容的透明度，实现为医务人员和患者提供儿童用药方面安全有效的信息。同时还有激励机制，如果儿科研究计划中所采取的措施都被按照要求进行，那么这一事实将被记录在营销授权中并作为给予奖励的依据；④欧盟做法最值得一提的是其关于儿童用药的相对完善和先进的药物警戒工作。2001 年 12 月 EMEA 建立了欧盟药物警戒数据库（Eudra Vigilance），该数据库是一个基于网络管理药品安全报告的信息系统。该系统集中了所有已在欧盟授权的以及正在进行临床试验的药品的所有可疑的不良反应信息，该系统的建立是 EMEA 重视药品安全性评价采取的重要且实际有效的措施之一。继 2001 年药物警戒数据库形成后，欧盟相继于 2009 年 5 月针对儿童安全用药的监管而启动儿童用药警戒行动、2011 年 7 月施行“人用药品欧盟药物警戒数据库准入政策”，在进一步提高监管能力的同时，使公众可以依据需要合法地获得数据库中的信息。

2. 组织机构　欧盟儿科委员会（Paediatric Committee，PDCO）在 2007 年由欧洲药品评估局组织成立。欧盟儿科委员会主要负责评估儿科研究计划（Pediatric Investigation Plan，PIP）以及儿科研究计划中采取的意见，其中包括评估全部或部分豁免的申请、延期申请。欧盟儿科委员会的日常工作还涉及建立儿童用药特定需要目录、加大儿童用药安全检测力度以及向欧洲药品评估局提供建议等事务。

三、日本儿童用药监管

1. 法规文件　目前，日本没有针对于儿童用药监管的专项法律法规，但MHLW对于简化儿童用药的审评、审批制定了一系列规定，1999年2月1日医药审第104号规定："药品未批准的适应证，如果相关学会有要求，又被认定医疗必需，健康开发振兴科要求讨论追加适应证时，可以基于临床试验的结果，考虑通过补充申请追加适应证。如果符合下述情况时，可以不必进行临床试验，在认定是公认的治疗手段时，可事前与医药安全局审查管理课咨询能否得到批准：①国外（被认为与日本有同等水平的审批制度，如美国）已经批准此适应证，在临床上已经有相当的使用经验，能够取得在国外申请时所提交的资料；②在国外已经批准此适应证，在临床上有一定使用经验，其科学根据在国际上信赖度高的学术杂志上发表过论文或者有国际机构评价的综述等；③经过公共研究事业的委托研究，并且研究的伦理性、科学性以及可信性得到确认的临床试验结果。"

2. 组织机构　日本并未设立专属的儿童用药监管机构，在日本与儿童用药相关的监管问题主要是由MHLW的附属机构来负责。MHLW下设的雇用均等儿童家庭局，主要对男女雇佣均等、工资等情况进行管理，其中包括对儿童相关福利以及政策的报告及规划与管理。其附属机构包括：国立健康科学研究院、药品和食品卫生委员会（Pharmacenticd Affairs and Food Sanitation Council, PAFSC）、制药和食品安全管理局（Pharmaceutical and Food Safety Bureau，PFSB）、药品与医疗器械审批机构（Pharmaceuticals and Medical Divices Agency，PMDA）等。此外，日本还相应成立了"儿科用药研究小组""未获批准药品研究小组""儿童药物疗法研讨会"等与儿童用药相关的小组，具体负责儿童用药的日常监管及促进工作。

日本MHLW下设的附属机构中，国立健康科学研究院的主要职责范围是从事与药品、准药品、化妆品、医疗器械、食品、毒品和有毒物质相关的测试和研究监管工作，以及针对进口药物、准药物、化妆品、医疗器械的审评批准、复审和重新评估。药品和食品卫生委员会的主要职责是对重要的药品和食品卫生相关的事务进行讨论和评审。医政局则以提供高质量、有效的卫生保健支持系统为目标，进行一些与药品相关的政策计划的制订工作。制药和食品安全管理局的主要职责范围是处理与药物临床研究、审查审批以及上市后的安全管理等相关内容；同时承担药品、准药品、化妆品、医疗设备和医疗体系相关安全政策的制定。药品与医疗器械审批机构经过重组后作为一个独立的行政管理机构负责药品从临床前、上市审批及监管全过程中涉及的咨询和审查工作，主要可划分为药物不良反应（ADR）救援工作、药品审查工作和上市后安全措施管理三个主要类别。

四、国际儿童用药监管合作

1. 法规文件　世界卫生组织（world health organization，WHO）在保障儿童用药安全合理方面发挥着重要的作用。先后组织发布了《世界卫生组织儿童基本药物目录》《世界卫生组织儿童标准处方集》等指南文件。

（1）《世界卫生组织儿童基本药物目录》:《世界卫生组织儿童基本药物目录》（WHO Model List of Essential Medicines for Children），最早于 2007 年 12 月发布了第 1 版，用于指导 12 岁以下的儿童进行临床规范合理用药，以后每两年更新一次版本。2009 年 3 月、2011 年 3 月、2013 年 4 月，WHO 分别公布了第 2、3、4 版《世界卫生组织儿童基本药物目录》。WHO 公布的《世界卫生组织儿童基本药物目录》共包括 27 大类药品，第 4 版的基本药物目录分为核心目录和补充目录两类。核心目录中列入最有效、最安全和最符合成本 - 效益的药物，即核心目录是指基本卫生保健系统所必需的药品目录。补充目录中列入的主要针对重点疾病（通常需要特殊的诊断、检测设施、专科护理、专科培训）的基本药物，由于这些药物的价格较高或是成本 - 效益较低，因此作为补充药物纳入目录，组成补充目录。对目录内所含药品数（以通用名计频次）和品规数（以规格计频次）进行统计，核心目录共有 257 药品数和 527 品规数，补充目录共有 79 药品数和 125 品规数，目录并对有年龄和体重限制的药品进行了说明。在剂型方面，《世界卫生组织儿童基本药物目录》目录含有以下剂型。口服制剂：固体口服制剂、片剂、修饰片剂、胶囊剂、修饰胶囊剂、颗粒剂、内服散剂、口服液体制剂；注射剂和静脉注射剂；其他剂型：眼用制剂类（滴眼剂、眼膏剂）、外用制剂（软膏、涂剂、洗剂、霜剂）、直肠给药（栓剂、凝胶剂）、阴道给药（阴道栓剂、阴道片剂）、吸入剂（吸入粉雾剂、喷雾剂）。出于对儿童药物剂型和规格的重视，WHO 专门负责儿童用药工作的小组委员会于2008年12月召开了儿童基本药物剂型大会，探讨儿童药物的适宜剂型。此次会议小组委员会对儿童药物剂型的改进提出以下四点建议：①对发展中国家而言，具有灵活性固体制剂是最适宜的剂型；②针对治疗病情严重及不能吞咽的儿童，可选用直肠剂和注射剂进行治疗；③对于口服制剂而言，一方面，任何溶液、悬浮液或者其他形式的液体可被允许作为口服制剂；另一方面，颗粒剂或者粉末作为口服制剂的补充可代替口服制剂；④可以通过将药品制成贴剂或透皮给药制剂，给予需要持久维持血浆浓度的患者。

（2）《世界卫生组织儿童标准处方集》：在《世界卫生组织儿童基本药物目录》的基础上，2010年6月18日WHO发布了第一份《世界卫生组织儿童标准处方集》，该处方集以全球现有最佳证据为基础，提供了针对0–12岁儿童罹患疾病治疗的240多种基本药物的信息和临床治疗使用信息。具体包括与儿童用药相关的推荐的用法、剂量、副作用及禁忌证方面的标准信息，同时指出儿童用药监测可能的不良反应、同时服用其他药物时可能引起的药物相互作用等信息。

2. 组织机构

（1）WHO儿童用药监管部门网络：儿童用药监管部门网络（paediatric medicines regulators′ network，pmRN）其成员为来自所有区域国家药品监管当局的代表。目前，参与儿童用药监管部门网络的国家或组织机构有：澳大利亚、埃及、白俄罗斯、巴西、丹麦、柬埔寨、加纳、加拿大、捷克共和国、欧洲药品管理局、格鲁吉亚、伊拉克、马来西亚、美国、毛里求斯、尼日利亚、阿曼、葡萄牙、新加坡、南非、西班牙、瑞士、坦桑尼亚、土耳其、乌拉圭、英国、亚美尼亚和赞比亚。儿童用药监管部门网络通过促进不同国家间在药品研发、生产和市场准入上的沟通、协作、监管协调，来实现促进儿童药品的可获得性这一目标。

2010年2月WHO召开了首届儿童用药监管部门网络会议，会议主要目标有回顾目前关于儿科药物的管理、科学和伦理标准，以及对发展中国家的适用性；对该网络与WHO在儿童用药发展建议上的国际作用进行定位；讨论该网络的发展。

（2）WHO国际临床试验注册平台：国际临床试验注册平台（international

clinical trials registry platform，ICTRP），以实现在需要做出医疗决策时可以获得整个临床研究的信息为目标而建立。一方面，增加临床研究的透明度；另一方面，完善加强科学基础证据的正确性和价值。国际临床试验注册平台的建立，有利于促进精确的、最新的药品临床试验数据的获得，有利于改善临床试验伦理规定的实施，有利于在有限的资源下制定适宜的儿童临床试验指导原则。同时该国际临床试验注册平台也可以增强父母对于儿童临床试验的认识，有利于招募儿童临床受试者。目前，在该平台注册和公告临床试验仍属自愿行为，依赖临床试验研究者的高度责任感，各国对于保证临床试验注册率和提高报告质量有着不同措施。

（3）其他国际儿童用药监管合作：ICH 由欧盟、美国、日本三方成员国发起，并由三方成员国的药品管理当局与三方成员国的制药企业管理机构为主要成员所组成的人用药品注册技术要求国际协调会，该协会针对药品说明书中儿童用药信息匮乏问题的解决，于 2000 年发布了《儿童人群药品临床研究指南》，为儿童用药的临床安全合理使用提供参考。

在欧洲，英国、芬兰、法国、德国、荷兰还建立了儿童药物研究网络。MCRN 拥有丰富的儿童研究经验和知识，为相关方的合作提供支持和服务，以改善儿童用药临床研究现状。

此外，国际儿童用药监管机构还有儿科药理学研究单位协作网、儿童药物研究网、儿童药物开发欧洲协作网、青少年药物开发欧洲工作组等。

第三节 国际儿童用药监管经验总结

一、研发、生产环节

1. 美国经验借鉴 FDA 现代化法案（FDAMA）中的“市场独占权”条款，即给予完成规定的儿童临床研究的药品 6 个月的市场独占期。《儿童最佳药品法案》中对以下三个方面进行了规定和建议：①将市场独占权的激励范围扩大至政府关注的专利药以外的非专利药的儿科应用研究；②联合国立健康研究院指导儿童药品的开发；③儿科评审委员会和儿科咨询委员会的成立。

2. 欧洲经验借鉴 欧盟的《儿童用药监督管理条例》仿效美国，纳入有详细的延长专利保护期和给制药企业提供技术支持的鼓励研发条款。

3. 日本经验借鉴 医药审第1324号上规定药品注册证有效期延长（不超过10年的范围内），减少企业再注册方面的工作频率；厚生省先后出台了医药审第104号和医药审发第1334号文件，设立了“儿童药物疗法研讨会”，设立优先通道，提高审评速度。

4. 韩国经验借鉴 韩国药品监管部门对进行儿童用药研究的药品给予了延长“复审期”保护措施。

二、流通、使用环节

1. 美国经验借鉴 2003年通过的《儿童研究公平法案》适用于药品的儿科使用研究；美国儿科学会发布了《儿科用药临床评价指南》；儿科咨询委员会主要职责是为FDA官员提供与儿童用药相关的建议；儿科药理学研究协作网根据已有临床研究结果不断更新临床研究技术指南及临床用药指南，确保临床试验规范、有效完成，将临床试验的潜在危险降到最低并最大限度地维护患者人身健康权益。

2. 欧洲经验借鉴 出台了《儿童用药监督管理条例》。①根据该条例，自2008年7月26日起，所有新药申请必须提交PIP；自2009年1月26日起，新适应证、新处方、新剂型的补充申请也必须包括PIP。PIP包括药品研究的时限和研究方法等，用以评估在不同儿童群体中药品的质量可控性、安全性和有效性，使药品更易被儿童接受和使用；②给予完成PIP要求的药品6个月的专利延长期或1年市场保护期，以弥补增加新药儿童临床试验带来的额外费用，若是孤儿药，则延长2年市场保护期。同时成立欧盟儿科委员会，主要负责评估儿科临床用药研究计划。

3. 日本经验借鉴 厚生劳动省关于儿科加价的规定为，“儿童药品剂量经许可使用，用法用量信息明确，且其类似品不适用于儿科加价时，该新药可给予儿科加价5%～20%。”

4. 韩国经验借鉴 韩国食品药品安全厅2010年12月发布《儿童药品合理使用信息集（专家版）》，收载了儿科药物疗法一般特点及儿科药品处方调剂注意事项等，共收载了217个品种。按照注册信息和参考信息分类收录，主要收录了适应证、用法用量、相互作用等注册事项及可信度较高的文献中总结的药动学、儿科用量、监控指标等临床有用的信息。

5. 荷兰经验借鉴 经过荷兰政府批准的儿科院内自制制剂，根据儿童特点量身定制，经批准可用于全国其他医院（索菲亚儿童医院）。

三、上市后监测、再评价环节

欧美等发达国家在儿童用药上市后监测、再评价环节工作起步较早，经过多年的探索实践，形成较为完善的儿童用药上市后监测、再评价体系，其中以欧洲的监管最为成熟。2001 年 12 月欧洲药品评价局建立欧盟药物警戒数据库，收集统计了所有已获欧盟上市许可或正在进行临床试验药品的全部不良反应信息。2002 年发布第一稿的儿童用药品药物警戒技术指南，并于 2005 年欧盟对其进行了更新；2007 年欧盟出台的《儿童用药监督管理条例》中明确规定制药企业有责任和义务在药品上市后对药品不良反应及有效性进行监测，作为儿童用药申请上市许可的前提被提出。同年，欧盟提出的“儿科临床研究计划”中也要求应提供包含药物警戒以及对试验中和上市后可能存在的风险评估、认定、预防等内容在内的风险管理系统环节。2009 年 5 月欧盟启动了儿童用药警戒行动，加强针对儿童用药的监督和管理。

国际上各国在针对儿童用药的监管方面有多项有益举措，法律法规体系也较为健全，多年来在儿童用药品的研发、生产、监管等方面形成较为完善的政策体系和法规体系，使儿童合理用药得水平得到了有效的保障。国际儿童用药监管立法的先进经验，对于完善中国儿童用药相关政策立法具有重要的借鉴意义。但同时也提示，在参考借鉴国际立法经验的同时，更需结合中国儿童用药的现状以及社会经济特征等进行进一步分析，完善儿童用药相关立法的体系建设。

参考文献

［1］康传哲，马满玲，杨丽杰，等．从国外儿童用药法规的发展谈我国儿童用药法规体系的建设［J］．儿科药学杂志，2013，19（2）：46-48.

［2］边博洋，郭剑飞．FDA 2007 修正案对于美国制药行业的影响及对我国药品安全监管的启示［J］．中国药物警戒，2010，7（4）：221-223.

［3］王春婷，李玉基，夏东胜，等．儿童用药现状及对策［J］．中国药物警戒，2013，10（8）：492-496.

［4］高云华．国内外上市后药品安全监管体系比较研究［D］．北京：军事医学科学院，2008.

［5］杨志敏，张培培．国外儿童药物审评审批管理现状及特点分析［J］．中国药学杂志，2012，47（10）：745-748.

［6］刘 花，杨世民．国外儿童用药监管及对我国的启示［J］．中国执业药师，2012，09（8）：20-23.

［7］卢玉美．国外儿童用药研发与应用监管政策分析［J］．中国药物警戒，2013（9）：527-532.

［8］李 丹．美国、欧盟及我国药品注册管理制度研究比较［D］．杭州：浙江大学，2013.

［9］高彦生，宦萍，胡德刚，等．美国 FDA 食品安全现代化法案解读与评析［J］．检验检疫学刊，2011，（3）：71-76.

［10］成 殷，邵 蓉．美国儿科药品审批政策概述［J］．中国执业药师，2012，9（5）：43-46.

［11］王 鑫，甄 橙．美国药品监管法规百年历程及对中国的启示［J］．中国新药杂志，2016，（08）：849-854.

［12］沈玉红．我国儿童药物临床试验管理模式研究［D］．武汉：华中科技大学，2014.

［13］冯娟娟，张竞超．我国儿童用药药政法规的规范化探讨［J］．中国药房，2014，（17）：1550-1553.

［14］娄鹏举．我国与 WHO 和美国的儿童药物政策对比研究［D］．郑州：郑州大学，2012.

第四章 中国儿童用药立法必要性

儿童时期是人生发展的关键时期。儿童是人类的未来，是社会可持续发展的重要资源。儿童也是我国人口的重要组成部分，因此，促进儿童发展是国家经济社会发展与文明进步的重要工作。根据国家统计局2016年2月29日发布的《2015年国民经济和社会发展统计公报》,2015年年末，我国0～15岁（含不满15周岁）人口达22715万人，占总人口的17.6%。儿童健康，决定着国家的未来，人类的希望。为儿童提供必要的医疗卫生保障，最大限度地满足儿童的健康需要，将为儿童一生的发展奠定重要基础，对于全面提高中华民族素质、建设人力资源强国具有重要战略意义。发展儿童医疗卫生事业是健康中国建设和卫生计生事业发展的重要内容，对于保障和改善民生、提高全民健康素质、保障家庭幸福和民族未来发展具有重要意义。

新中国成立以来，特别是改革开放以来，我国儿童医疗保健事业有了很大的发展。近年来，随着深化医药卫生体制改革的不断深入，城乡居民基本医疗保障能力、基本公共卫生服务均等化水平不断提高，儿童健康保障制度逐步建立。但是，儿童卫生保障事业仍存在着儿童卫生服务体系不健全、服务能力不足，医疗中儿童专用药品匮乏、儿科医生紧缺等问题，其中儿童用药问题尤其突出，已经成为我国儿童医疗卫生事业健康发展的瓶颈，主要表现在：儿童专用剂型少、规格少、品种匮乏，不合理用药现象较普遍，药物不良反应率较高等诸多方面。究其原因，主要是我国专业生产儿童用药品的企业少，研发能力薄弱，科研投入不足；对儿童药品采购实行唯低价是取的采购政策严重影响了企业的生产积极性并阻碍了医院使用儿童药品。

本课题组认为，中国儿童用药保障问题已经成为一个关系到儿童健康成长、中华民族伟大复兴和健康中国战略的重大问题。我们建议通过立法手段，在借鉴国外法律制度的基础上，将现行有效的政策和实践经验制度化、法律化，为中国儿童健康事业提供强有力的法律保障。为此，本章主要探讨的是中国儿童用药保障的立法必要性问题。立法必要性实质上是关于立法目的、立法依据、调整范围和调整手段等问题。儿童用药立法必须解决以下几个问题：立法目的，立法依据，立法位阶，制度设计。基于此，本章将探讨以下三部分内容：立法的基本理论与制度；儿童用药立法的紧迫性；儿童用药立法的法律定位。

第一节　中国的立法体系与法律规范

一、一般理论

1. 关于法律规范的一般理论　按照中国目前法理学的一般观点，法律是一种行为规范，即一种标准、模式、典范。法律规范实质就是国家通过立法的方式规定的人们的行为标准，并以国家强制力保证实施。这些标准有具体、详细的，也有笼统、模糊的。前者就是法学中所谓的法律规则，后者就是法学中所谓的法律原则。

法律规范包括法律规则和法律原则。这两者都是通过法律条文来体现的，即法律条文是法律规则、法律原则的载体和表现形式。法律规则不仅要规定具体的行为模式，而且要规定这种行为是在什么样的条件下作出的，即假定条件，以及这种条件下的行为要产生的后果，即法律后果。由此可见，一个法律规则包括假定条件、行为模式和法律后果。所以，法律规则是具体的、确定的；法律原则不同于法律规则，既不规定假定条件，也不规定法律后果，它只为人们行为设定一些概括性的标准。

相对于规则来说，原则是抽象的，具有一定的不确定性、笼统性和模糊性。在法律实践中，当人们面对规则时，他们没有选择的空间，必须严格按照规则的规定行为。但是，当人们面对原则时，他们有自己的自由裁量空间，可以根据自己的判断和考虑来作出一定行为。因为原则只对人的行为设定了笼统标准，而没有告诉人们应该如何去满足这些标准。例如，《民法通则》规定，人们从事民事活动不能违背社会公共道德的原则。在现实生活中，公共道德的具体内容是什么，需要民事主体去主观判断，并在民事活动中加以具体化、详细化。从历史的角度看，古代的法典很少有原则性条款，一般都是法律规则的条款。只有发展到近代社会，法律中才出现了原则性的条款。这是因为近代社会相对于古代社会，一方面呈现出激烈变迁、日新月异的特点，另一方面呈现出多种社会因素交织的错综复杂的特点。因此，如果在规范性文件中只规定具有具体性、确定性的法律规则，法律很难发挥其调整社会关系的功能。所以，需要在规范性文件中规定具有更大抽象性的、覆盖社会关系更为广泛的原则性条款。

法律规则和法律原则的特点及功能决定了在一个规范性文件中，既需要规则性条款，也需要原则性条款。其中，法律规则在规范性文件中应当占主导地位。因为法律规则是法律制度中坚硬的部分，没有规则，法律制度就缺乏硬度。在某种程度上，法律规则的特性决定了法律的基本特性，离开法律规则，法也就失去了内容的根基。但是，法律原则也是法律不可缺少的内容。因为法律原则是法律规则的根源和基础，它可以协调规则之间的矛盾，弥补法律规则的缺陷和不足，它也可以成为执法者、司法者裁判的依据，从而解决由法律规则的僵硬性所造成的个案的不公正，使法律更具有适应性。在我国的立法实践中，我个人认为应该尽可能多一些法律规则，减少法律原则，这是由我国目前的国情决定的。如果在一个规范性文件中对某一事项作出原则性的规定，就意味着在具体的执法、司法过程中需要执法、司法人员具备相当的专业知识、法律知识和技术，需要他们不仅对事实作出判决，更需要他们作出法律判断。如果一个执法、司法人员作出这样的法律判断，他必须经过专门的法律训练才能掌握法律技巧（如法律解释和法律推理）。否则，执法者和司法者就不可能对一些原则性法律作出正确判断，也就不能正确而公正地执法、司法。目前，我国广大基层的执法者、司法者，要达到这样高的法律素养还需要做很多努力。因此，在一个规范性文件中多一些规则，少一些原则，不是立法者不信任执法者、司法者，而是他们目前没有能力正确应用法律原则执法、司法。这是减少执法、司法成本，保证依法治国的必然要求。

2. 关于具体事项的法律规范原则　以上是从整体上分析一个规范性文件中法律规则和法律原则的主次问题，这也涉及法律体系的完善与如何提高立法质量问题。就总则性的内容而言，应是原则性条款。法律原则是法律规则的来源和基础，它承载着某部法律的基本精神和价值，统领着整部法律，协调规范性文件各章节中的各个规则的矛盾。

（1）在起草一个规范性文件时，首先应当明确这个规范性文件要解决什么问题，这实质上就是这部法律的宗旨问题，也就是每部法律第一个条文所要解决的问题。其次就是要清楚解决儿童用药保障的具体问题，需要采取哪几项大的措施，这实质上就是确定原则，也就是立法总则所要解决的主要问题。最后是怎样使这些大的措施具体化、详细化，这实质上是各分章所要解决的问题。

（2）对一些在社会中经常而且大量发生的事项应当作出规则性规定，而对一些在社会中不经常发生或者很少发生的事项应当作出原则性规定。这主要是因为，如果在立法中对经常发生的事项作出原则性规定，这就意味着执法、司法人员在执法与司法过程中要经常作出判断，而每次都需要耗费一定的成本。如果作出规则性规定，执法、司法人员就只需要按照法律规定执法、司法即可。

（3）对一些稳定的不容易发生变化的事项应当作规则性规定，而对一些不确定的、容易发生变化的事项应当作出原则性规定。因为如果对处于变化之中的事项作出规则性规定，这往往会导致法律刚刚制定，就不能适应社会的发展。一旦朝令夕改，就会危害法律的稳定性，损害法的严肃性和权威性。这在当今中国具有现实意义，目前我国正处在改革之中，社会关系正处于变化之中，因此，对于那些面临需要改革或者正在改革的事项，应当作原则性规定，这既满足了法和法治的要求又适应了改革需求，例如新修订的《药品管理法》对有关药品分类管理的问题，只能作出原则性规定。

（4）对一些重大的疑难的社会关系或事项需作出原则性规定，这是由立法的工作性质决定的。立法要从大量的社会生活和社会事实中总结、概括出具有一般性的法律（包括规则和原则），即是从个别、具体到一般、抽象的过程，而且立法工作是一项集中性的工作。因此，立法者要想对这些疑难和复杂的事项作出正确的规定，需要收集到有关这些事项的充足信息和证据。这对于具有集中性的立法工作来说是很难的。也就是说立法过程中很难对这些事项作出具体、详细的规定。如果作出原则性规定，让执法、司法人员在具体工作中予以处理是比较合适的。因为执法与司法工作是分散性的，即他们直接面对的是形形色色的个案，往往能收集到相对多的信息和证据，从而有助于对这些事项作出正确处理。

（5）对于授予执法人员执法的事项应当作出规则性规定，而不应当作原则性规定。有权力就有可能腐败，绝对权力导致绝对腐败。如果在立法过程中对授予执法人员执法权的事项作出原则性规定，就意味着给执法人员预留了很大的“自由裁量权”，也就为执法创造出腐败的可能。从防止腐败发生的角度出发，就应当对赋予权力的事项作出具体的、详细的规定。

（6）有关程序性的内容应当作出具体、详细的规定。程序的目的在于保证实体权利、义务的实现，在于规范、约束、限制权力的行使。因此，如果对程序作出原则性的规定就等于没有规定，这项规定也就很难发挥作用。

二、立法活动

立法是指特定的国家机关依照一定的程序，制定或者认可反映统治阶级意志的，并以国家强制力保证实施的行为规范的活动。立法是一项很重要的政治活动，应当有一定的依据，才能对全社会具有普遍的约束力，并得到国家强制力保证实施。

目前，规范我国立法活动的是《立法法》，该法于 2000 年 3 月 15 日第九届全国人民代表大会第三次会议通过，并根据 2015 年 3 月 15 日第十二届全国人民代表大会第三次会议《关于修改〈中华人民共和国立法法〉的决定》修止。

1. 关于立法原则　《立法法》第三条规定，立法应当遵循宪法的基本原则，以经济建设为中心，坚持社会主义道路、坚持人民民主专政、坚持中国共产党的领导、坚持马克思列宁主义毛泽东思想邓小平理论，坚持改革开放。

2. 关于立法监督机制　为了保障各有关机关在法定权限内进行活动，宪法和有关法律对监督机制作了规定，《立法法》根据我国立法的实际情况，规定了相应的监督机制。对立法监督机制的规定，主要表现为：①行政法规、地方性法规、自治条例和单行条例和规章，应当依法向有关机关备案。备案是为了进行审查，是进行监督的需要；②上级机关对下级机关进行监督，国家权力机关对本级国家行政机关进行监督。《立法法》规定，全国人民代表大会有权改变或撤销它的常务委员会制定的不适当的法律。全国人大常委会有权撤销同宪法、法律相抵触的行政法规，有权撤销同宪法、法律、行政法规相抵触的地方性法规，有权撤销省级人大常委会批准的同宪法、法律相抵触的自治条例和单行条例。国务院有权改变或撤销不适当的部门规章和地方政府规章。省级人民代表大会有权改变或撤销它的常务委员会制定和批准的不适当的地方性法规。地方人大常委会有权撤销本级人民政府制定的不适当的规章。省级人民政府有权撤销下一级人民政府制定的不适当的规章。加强对立法工作的监督，是立法活动能够依法进行的保障。国家机关的立法活动，不仅须依照法定的权限，还必须严格遵守法定的程序。遵守法定程序之所以重要，是因为程序性规定反映了民主原则，民主的实质必须通过相应的程序表现出来。遵守法定程序，是实施法治的一个重要问题。人民代表大会及其常务委员会的立法活动，政府的行政立法活动，都必须严格遵循法定的程序。

《全国人民代表大会组织法》《全国人民代表大会议事规则》《全国人民代表大会常务委员会议事规则》等法律，都对全国人大及其常委会的立法程序作了一些规定。《国务院组织法》对国务院行使职权（包括制定行政法规）的程序作了规定。《地方组织法》对地方人大及地方政府行使职权（包括制定地方性法规和规章）的程序作了规定。

《立法法》在上述法律规定的基础上，对全国人大及其常委会的立法程序，国务院制定行政法规的程序以及地方人大及其常委会制定地方性法规的程序、行政机关制定规章的程序，作了进一步的规定。严格依照法定程序进行立法活动，对于规范立法行为，保证立法质量，使立法工作更好地适应国家各方面建设和发展的需要，是非常重要的。同时，严格遵守法定程序，也是国家机关的行为具有合法性的不可缺少的条件。对于违反法定程序的法律、法规或规章，有关机关可以决定予以撤销。为了维护社会主义法制的统一的需要，在起草、制定法律、行政法规、地方性法规、规章时，要从国家的整体利益出发，从人民长远、根本的利益出发，防止和克服不从国家整体利益考虑，只从地方、部门利益出发的部门、地方偏向。有些法律草案是由政府主管部门起草的。由于政府主管部门负责某一方面的行政管理工作，熟悉与其主管业务相关联的社会事务，由政府主管部门起草有关行政管理方面的法律草案，是可以的。但是，由某一部门起草法律草案，又要注意防止出现部门利益倾向。所谓部门利益倾向，就是不适当地扩大部门的权力，损害公民、法人和其他组织的权利和利益，妨碍国家政令的统一和国家法制的统一。为了防止出现部门利益倾向，一方面，国务院在向全国人大或其常委会提出法律案之前，应对各有关部门的不同意见进行协调；另一方面，在全国人大及其常委会审议法律案的过程中，要把握从国家整体利益出发的原则，防止有部门利益倾向的内容出现在法律条文中。行政法规、地方性法规和规章的制定，同样要防止片面追求扩大部门权力的部门利益倾向，严格把握从国家整体利益出发的原则。立法权限是指立法机关行使立法权的界限范围。如何科学、合理地配置立法权限，关系到能否维护国家法制的统一和尊严，是否保证行政机关充分和有效地行使职权，是否充分发挥地方主动性和积极性的大局，也是立法法制定过程中所面临的一项重大课题。

3. 关于立法权限的划分　我国现行宪法总结新中国成立以来法制建设的历史经验，对立法权限的划分作了基本的界定，确立了具有中国特色的立法体制，即在中央统一领导下，以全国人大及其常委会为核心的分层次立法体制。在这个分层次的立法体制中，立法权限的划分实际有两个方面，一是国家权力机关和国家行政机关之间立法权限的划分；二是中央和地方立法权限的划分。但由于宪法对立法权限只从大的方面作了规定，对全国人大及其常委会与国务院、中央与地方的立法事项没有作具体划分，经过 20 年的立法实践，权力机关和行政机关、中央和地方在如何进一步划分各自的立法权限中已面临不少急需回答和解决的问题，各方面也积累了一定的经验，对一些问题的认识已经比较清楚。因此，以宪法为依据，在《立法法》中对立法权限作进一步的明确，十分必要，也是有条件的。由于我国是单一制国家，实行人民代表大会制度，全国人大及其常委会在国家立法体制中处于核心地位，划分立法权限时首先需要明确的，就是如何科学界定全国人民代表大会和它的常务委员会制定法律的权限范围，以及哪些事项只能由全国人大及其常委会制定法律。又由于全国人大及其常委会在必要时可以将自己的立法权授予其他国家机关，因而授权立法就成为划分立法权限时需予同时解决的问题。我国宪法在划分和配置立法权时，包括以下层次：全国人大及其常委会行使国家立法权；国务院根据宪法和法律，制定行政法规;《立法法》用“根据”原则对行政机关的立法权限作了基本的界定；省、自治区、直辖市人大及其常委会在不同宪法、法律和行政法规相抵触的前提下，可以制定地方性法规《立法法》用“不抵触”原则界定了地方的立法权限。近 20 年的实践表明，这种划分是比较科学的。由于这种划分简单明了，所以，执行起来并不困难，在立法的实际操作中也并不难于把握；这种原则性与灵活性的结合，能充分维护法制的统一和社会的稳定。全国人大及其常委会可以按这些原则进行有效的立法监督。另一方面，这种划分是动态的，而不是静态的，不拘泥于事权的分配，因此，保持了社会主义法律体系内在的活力，有利于调动各个层级的立法主体的积极性，符合社会主义法制建设对立法工作的要求。我国现行宪法自 1982 年颁布以来，有关立法机构正是依据这种划分，开展了卓有成效的立法工作。

三、国家宪法

宪法是我国的根本大法，是当代中国的法律依据。它由最高国家权力机关—全国人民代表大会制定、通过和修改。《宪法》规定了我国最根本的政治制度、经济制度和社会制度，规定了国家的根本任务，公民的基本权利和义务，国家机关的组织机构和活动原则等国家和社会生活中最基本和最重要的问题。《宪法》是其他法律、法规的“母法”，其他法律、法规是《宪法》的具体化。《宪法》第五条规定：一切法律、行政法规和地方性法规都不得同《宪法》相抵触。由此可见，《宪法》具有最高的法律效力，其他各种法律、法规的制定，均必须以《宪法》为依据，服从《宪法》。

立法要遵循《宪法》的基本原则，首要的是以经济建设为中心，坚持社会主义道路、坚持人民民主专政、坚持中国共产党的领导、坚持马克思列宁主义毛泽东思想邓小平理论，坚持改革开放。“一个中心，两个基本点”集中反映了我国各族人民的根本利益和共同愿望，是新时期党的基本路线，是党和国家一切工作的指导思想。立法工作是党和国家的一项重要工作，毋庸置疑，《宪法》的基本原则就是立法工作沿着正确方向前进的政治保证。

一般而言，立法工作不直接以《宪法》为依据，但是，不得违背《宪法》。《宪法》规定国家的根本制度、根本任务和国家生活中最重要的原则，是一切法律、行政法规、地方性法规的立法基础。《宪法》确立的基本原则，是一切法的规范必须遵循的。《宪法》以国家根本大法的形式，对党和国家在社会主义初级阶段的基本路线作了完整、准确的规定。党的基本路线可以概括为“一个中心，两个基本点”，即以经济建设为中心，坚持四项基本原则，坚持改革开放。《宪法》序言明确规定：我国将长期处于社会主义初级阶段。国家的根本任务是，沿着建设有中国特色社会主义的道路，集中力量进行社会主义现代化建设。中国各族人民将继续在中国共产党领导下，在马克思列宁主义、毛泽东思想、邓小平理论指引下，坚持人民民主专政，坚持社会主义道路，坚持改革开放，不断完善社会主义的各项制度，发展社会主义市场经济，发展社会主义民主，健全社会主义法制，自力更生，艰苦奋斗，逐步实现工业、农业、国防和科学技术的现代化，把我国建设成为富强、民主、文明的社会主义国家。

《宪法》的规定集中表述了党和国家在社会主义初级阶段的基本路线，这也是《宪法》的基本原则中最核心的部分。社会主义初级阶段的基本路线符合我国实际情况，代表和反映了全国人民的共同意志和根本利益。党和国家的一切工作都要坚持基本路线，立法工作也必须坚持这条基本路线，这是立法工作坚持正确的政治方向，维护人民利益的根本保证。在社会主义初级阶段，要把集中力量发展社会生产力摆在首要地位。围绕发展社会生产力这个根本任务，把改革作为推进建设有中国特色社会主义事业各项工作的动力。坚持四项基本原则是我们的立国之本，改革开放是解放和发展生产力的必由之路。立法工作要遵循《宪法》的基本原则，为经济建设这个中心服务，坚持四项基本原则，坚持改革开放的方针，保障社会主义现代化建设事业的顺利进行。

四、行政法规

行政法规是国务院为行使行政管理权力所制定的法律规范，既是对行政权的界定，又是对行政管理活动的限制。马克思说："行政是国家的组织活动"，行政一般是指国家行政机关从事的执行法律、管理社会、服务公众的活动。国务院的行政管理活动实际上就是执行国家最高权力机关的决策（包括立法和各种决议、决定），并为实施决策而进行的计划、领导、组织、协调和监督。国务院的行政管理职权就是由《宪法》根据执行和管理的实际需要而赋予的。

行政法规是我国《宪法》和《立法法》确立的社会主义法律体系的重要组成部分，在我国的政治、经济生活中起着重要作用。行政法规的一个重要功能就是执行法律的规定。任何法律，各级政府作为行政机关都要严格执行。在法律的执行过程中，那些原则性规定的内容需要具体化，那些简单规定的内容需要另行专门作出规定。在改革时期，新情况、新问题和新事物层出不穷，而且许多制度都处于探索阶段，法律的规定不能事无巨细地作出规定。这在客观上也要求国务院制定行政法规，以保证法律的有关条款能够适用于实践中的各种情形。为了执行法律的规定而制定的行政法规往往有法律的明确授权规定。

《立法法》第六十五条国务院根据《宪法》和法律，制定行政法规。行政法规可以就下列事项作出规定：为执行法律的规定需要制定行政法规的事项。《宪法》第八十九条规定的国务院行政管理职权的事项。《宪法》第八十九条规定，国务院行使下列职权：根据《宪法》和法律，规定行政措施，制定行政法规，发布决定和命令；向全国人民代表大会或者全国人民代表大会常务委员会提出议案；规定各部和各委员会的任务和职责，统一领导各部和各委员会的工作，并且领导不属于各部和各委员会的全国性的行政工作；统一领导全国地方各级国家行政机关的工作，规定中央和省、自治区、直辖市的国家行政机关的职权的具体划分；编制和执行国民经济和社会发展计划和国家预算；领导和管理经济工作和城乡建设；领导和管理教育、科学、文化、卫生、体育和计划生育工作；领导和管理民政、公安、司法行政和监察等工作；管理对外事务，同外国缔结条约和协定；领导和管理国防建设事业；领导和管理民族事务，保障少数民族的平等权利和民族自治地方的自治权利；保护华侨的正当的权利和利益，保护归侨和侨眷的合法的权利和利益；改变或者撤销各部、各委员会发布的不适当的命令、指示和规章；改变或者撤销地方各级国家行政机关的不适当的决定和命令；批准省、自治区、直辖市的区域划分，批准自治州、县、自治县、市的建制和区域划分；决定省、自治区、直辖市的范围内部分地区的戒严；审定行政机构的编制，依照法律规定任免、培训、考核和奖惩行政人员；全国人民代表大会和全国人民代表大会常务委员会授予的其他职权。从《宪法》的规定来看，国务院的行政管理职权实际上是四个方面：一是全国性行政工作的领导权。二是部门性行政工作的领导和管理权。三是行政机关的编制审定权和行政人员的任免、奖惩权。四是行政监督权。该条中涉及国务院规定行政措施，制定行政法规，发布决定和命令以及向全国人大及其常委会提出议案的规定，和其他各项职权的性质有很大不同，是为国务院行使其他各项职权作服务的；在某种意义上，也是实现其他各项行政管理职权的方式、途径和重要手段。这是因为国务院为了行使其他各项行政管理职权，一般需要通过制定行政法规来达到管理目标：通过向国家权力机关提出议案，由国家权力机关作出决策，促成行政管理目标的实现。这一职能必须与具体的行政管理事权结合起来才能实现其功能。所以，国务院就此制定相关的行政法规，例如，国务院于 2001 年 11 月 16 日颁布了《行政法规制定程序条例》。

《立法法》将“根据”原则作了较宽的界定。根据《立法法》第十五条的规定，行政法规可以就下列事项作出规定：①为执行法律的规定需要制定行政法规的事项：国务院是我国的最高行政机关，同时是最高国家权力机关的执行机关。贯彻实施国家权力机关的法律是它的一项重要职责。国家最高行政机关贯彻执行法律的相关规定，一方面要将法律对行政机关的要求予以执行，另一方面要将法律规定的权利义务关系落实到具体的个人和组织。特别是由于我国地域辽阔，各地的经济社会文化发展不平衡，为了考虑照顾到各地不同的情况，有些法律条文内容规定得比较原则，因此，需要国务院根据各种实际情况，制定具体的实施规定。从行政法规制定的实际情况来看，这方面的行政法规主要有三类：一是，针对部分法律的综合性的实施细则、实施条例或者实施办法。它是在法律颁布施行之后，针对法律实施中的已经出现或者可能出现的各种问题，将法律中的相关制度具体化，进面作出的比较全面的、具体的规定。一般的实施细则的内容主要包括：行政执法机关职责的具体化、行政执法程序的具体化、实施法律的具体措施和办法，专有名词术语的解释、处罚或者奖励幅度的具体化等。全国人大及其常委会通过的很多法律中，都在附则中明确规定国务院可以根据法律制定实施细则，如《个人所得税法》《税收征管法》《森林法》《收养法》《档案法》等。有些法律虽未明确规定国务院可以制定实施细则或办法，但为实施该法，制定相应的办法或规定也是可以的。立法实践中遇到的问题是，有些法律颁布多年后，相应的实施办法和细则迟迟不能出台；有的实施办法和细则将立法过程中否定了的内容又重新作了规定；也有的法律实施办法和细则与法律的体例结构基本相同，重复较多，没有体现实施性规范的特点等，需要在立法实践中予以注意并加以完善。②为实施法律中的某一项规定或者制度而作出的专门规定：有些法律在整体上具有较强的操作性，但是其中的某一项制度或是比较复杂，或是缺少经验，或者发展变化较快，法律只好作出原则规定，同时授权国务院或者实施机关作进一步具体的规定。如《行政处罚法》第四十六条第一款规定，作出罚款决定的行政机关应当与收缴罚款的机关分离，具体办法由国务院规定。据此，国务院于1997年制定了罚款决定与罚款收缴分离实施办法。又如公司法对国有独资公司监事会的产生和职权作了基本规定，国务院据此颁布了《国有独资公司监事会暂行条例》。③对法律实施的过渡、衔接问题和相关问题作出的规定　法律的颁布实施，往往标志着一项新制度的产生和执行，这就需要同现存的制度相衔接，做好过渡性安排，保持社会秩序的稳定性和连续性。如公司法规定，本法施行前依照法律、行政法规、地方性法规和国务院有关主管部门制定的《有限责任公司规范意见》《股份有限公司规范意见》登记成立的公司，继续保留，其中不完全具备本法规定的条件的，应当在规定的限期内达到本法规定的条件。具体实施办法，由国务院另行规定。还有一种情况是，对实施法律的相关问题作出规定。如《执业医师法》的调整对象是执业医师，不包括乡村医生，但乡村医生是和执业医师法有关的问题。因此，《执业医师法》第四十五条规定：不具备本法规定的执业医师资格或者执业助理医师资格的乡村医生，由国务院另行制定管理办法。据此，2003年，国务院颁布了《乡村医生管理条例》。④根据《立法法》的规定，在国务院的行政管理职权范围内，国务院可以制定和颁布行政法规　国务院的立法职权和全国人大及其常委会的立法职权，其效力范围都是覆盖全国的。那么两者有什么区别呢？两者的一个重要区别是，前者是为了实现行政管理权需要而被《立法法》赋予的执行《宪法》和法律的权力，后者是《宪法》和《立法法》赋予的规范社会重大问题的法律规范创制权。《立法法》在划分和配置各立法主体的立法权限时，首先规定了全国人大及其常委会的十项专属立法权，这些都属于重大事项的规范创制权，其中有些与国务院的行政管理职权有关，比如涉及国家主权的事项，关系到对公民政治权利剥夺、限制人身自由的强制措施和处罚，对非国有财产的征收，基本经济制度以及财政、税收、海关、金融和外贸的基本制度等事项。虽然这些事项与国务院的行政管理职权有关，但是，如果未经全国人大专门授权或法律规定，国务院不能就这些事项制定行政法规。比如，国务院有权决定省、自治区、直辖市的范围内部分地区的戒严，但这并不等于可以以行政法规创立戒严制度，因为戒严涉及在一个地区和一定的时间内暂时中止公民的某些权利和自由。所以，并不是《宪法》第八十九条所规定的事项，都能制定行政法规，它必须以不僭越全国人大及其常委会的国家立法权为前提。另外，对于全国人大及其常委会专属立法权以外的事项，国务院也只能从行政管理的角度制定行政法规；有法律的要根据法律制定行政法规。

第二节　中国儿童用药立法专项研究

在上述研究的基础上，关于儿童用药立法的相关问题，我们将从以下三方面来作进一步的研究：①儿童医疗卫生事业对于民族和国家的发展意义重大，党和国家高度重视这一伟大事业。儿童用药的保障是儿童医疗卫生事业的重要组成部分，如何加强儿童用药的保障是一个重大课题；②立法手段可以作为保障儿童用药安全有效、公平可及的一个较为合适和有力的选择。法律是一种依靠国家强制力保障实施的社会规范，从《立法法》的规定来看，我国的法律体系包括全国人大及其常委会制定的法律、国务院制定的行政法规、国务院组成部门制定的部门规章、各省（自治区、直辖市）人大制定的地方性法规、各省（自治区、直辖市）政府制定的地方政府规章等。关于儿童用药的保障实质上是未成年人健康成长和保护问题，《宪法》《未成年人保护法》已经有原则性的规定，《药品管理法》也涉及药品管理问题，所以，可以考虑通过国务院制定行政法规，将相关法律的规定具体化，执行相关法律，以达到最终保障儿童用药、促进儿童医疗健康事业发展的目的；③儿童用药立法的法律定位。分析并探究儿童用药立法在我国法律体系中所处的位置，适用的位阶方法。

一、国家高度重视儿童医疗卫生事业

近年来，党中央国务院高度重视儿童用药问题，在制定实施“一法两纲”的基础上，先后出台了若干法律法规和规范性文件，指导儿童用药工作。2011 年颁布了《关于加强孕产妇及儿童临床用药管理的通知》。2012 年国务

院办公厅印发的《"十二五"期间深化医药卫生体制改革规划暨实施方案》中提出要"完善国家基本药物目录，适当增加慢性病和儿童用药品种"；原卫生部印发的《关于贯彻 2011 ～ 2020 年中国妇女儿童发展纲要实施方案的通知》中也提出"鼓励儿童专用药品的研发和生产，扩大国家基本药物目录中儿科用药的品种和剂型范围，完善常用药的儿童用法用量"；国家食品药品监督管理总局在《关于深化药品审评审批改革进一步鼓励创新的意见》中专门就儿童药物研发提出鼓励措施。2014 年 5 月，经国务院同意，由国家卫生计生委、国家发展改革委、工业和信息化部、人力资源社会保障部、国家食品药品监管总局、国家中医药局等六部门联合发布了《关于保障儿童用药的若干意见》。2015 年 5 月，经党中央、国务院同意，国家卫生计生委、国家发展改革委、教育部、财政部、人力资源社会保障部、国家中医药管理局等六部门制定了《关于加强儿童医疗卫生服务改革与发展的意见》。

二、中国儿童用药问题亟需立法解决

在党中央国务院颁布了一系列文件中，从儿童用药的研发、审评、审批、生产、采购、使用等作出了一系列明确规定。

但是，这些规定只是停留在部门文件层面，没有法律依据，不具备强制执行力，并不能系统地解决儿童用药现存的问题。

2014 年 10 月 23 日中国共产党第十八届中央委员会第四次全体会议通过的《中共中央关于全面推进依法治国若干重大问题的决定》指出：法律是治国之重器，良法是善治之前提。建设中国特色社会主义法治体系，必须坚持立法先行，发挥立法的引领和推动作用，加快保障和改善民生、推进社会治理体制创新法律制度建设；依法加强和规范公共服务，完善医疗卫生、食品安全、社会救助和妇女儿童合法权益保护等方面的法律法规。

三、中国儿童用药立法的法律定位

儿童用药立法的法律定位，是指保障儿童用药的法律制度，应当处于法律体系的什么位置，适用哪个法律部门的法律规律。

首先，儿童合法权益的保障，保障范围定位在未成年人保护。儿童是指未满 18 周岁的公民。其次，儿童用药的相关保障涉及卫生事业建设与管理，应当定位在卫生法律体系的范围并符合卫生立法的规律和要求。

依法治国是我们党领导人民治理国家的基本方略，是推进国家治理体系和治理能力现代化的重要途径，更是不断深化改革、体现“以人为本”和维护社会公平正义的重要保障。具体到卫生领域，应坚持把实现人的全面发展和维护公民生命健康权作为卫生计生法制建设的核心价值，要牢固树立用法治思维和法治方式履行卫生计生领域政府职能的管理理念。

回顾新中国成立以来 60 多年法制建设的历程，目前我国卫生事业逐步形成了一套有中国特色的服务体系和管理机制，初步构建了以 11 部相关单行法律为核心，以 39 部行政法规、136 部部门规章和多部地方性法规为主体，与相关法律法规相衔接的卫生计生法律体系，覆盖了公共卫生、医疗服务、医疗保障、计划生育、健康相关产品管理等领域，卫生计生领域基本实现了有法可依。但随着我国经济社会的快速发展，社会的深刻转型，医药卫生体制改革的不断深化，以及公民权利意识的不断增强，一些深层次的矛盾和问题也日益凸显，如社会高度关注的基本医疗卫生制度的构建、公立医疗机构的功能定位、医师多点执业、医疗损害责任险等热点、难点问题，都反映出卫生领域法制建设的步伐远不能满足人民群众对卫生事业发展的新期待，迫切需要加强法制建设，加快立法步伐，引领整个卫生领域法律体系的不断发展与完善，并将在推动卫生法律制度的立、改、废工作以及促进医药卫生体制改革的不断深化方面发挥重要作用。

经过 20 年的努力，我国已经初步形成了以《宪法》为核心的社会主义法律体系。这个法律体系包括的法律部门有:《宪法》法律部门,《行政法》法律部门,《民商法》法律部门,《劳动法和社会保障法》法律部门,《自然资源法和环境法》法律部门,《刑法》法律部门,《诉讼法》法律部门,《军事法》法律部门,《国际法》法律部门。与儿童医疗卫生事业和儿童用药密切相关的法律部门首先是《宪法》法律部门，因为《宪法》是其立法依据；其次是行政法律部门，是未成年人权益保护和医药卫生方面的行政法律，与其他医药卫生法律有着不可分割的联系。

卫生法律体系是指涉及疾病预防、卫生保健、医疗管理、卫生检疫和突发公共卫生事件应急、药品监管、人口与计划生育等诸方面的法律制度。关于卫生立法，一般包括 4 个方面的内容。第一，导言阐明与卫生以及卫生保健相关的权利。理清《宪法》中规定的与健康相关的权利或者涉及健康权的条款，以及其他法律或者法规中规定或者涉及健康权的相关内容。第二，政府机构与相关法律。政府机构的组成、各个政府机关的职能；立法机关的明确、组成、职能和立法程序；司法机关的明确、组成和职能；成文法的相关法律法规渊源。第三，与人口 / 公共卫生法律相关的执法体制。①主管部门：卫生部门的职责、权利、发生公共卫生突发事件时卫生部门的其他权力及相关法律法规的规定；②政府的职能与服务：法律法规对政府的公共卫生与卫生保健功能的区分，政府核心的公共卫生功能及履行相关职能的部门、法律法规明确的规定，政府提供的基本的公共卫生服务及法律法规明确的规定；③限制与责任：政府受限制的公共卫生权力、法律法规的规定；对卫生部门的决策进行评估的司法审查或者其他公平的方式，建立在科学和风险评估的基础之上的保证卫生主管部门采取行动合法的法律手段，政府部门依法采取的政策对卫生的影响，保证决策与健康促进相结合的手段。第四，人口与公共卫生法律的价值取向。①疾病控制：预防、控制与救治传染病建立的法律法规程序或者制度，预防、控制与救治慢性病建立的法律法规程序或者制度；②其他问题：改善、保证妇女与儿童的健康权益的法律法规的程序和制度，控制烟草使用的法律法规的程序和制度，提高大众的健康意识、促进健康教育的法律法规的程序和制度，促进营养卫生、改善食品安全的法律法规的程序和制度，管理、检查与提供危险物质的风险评估的法律法规的程序和制度，保障卫生保健的质量与运作的法律法规的程序和制度。

针对于儿童用药立法的法律定位，中国现有法律法规已有相关原则规定。

首先，儿童用药立法显然要解决《宪法》依据、执法主体与体制与价值取向等问题。就《宪法》依据而言，我国《宪法》第四十九条规定：婚姻、家庭、母亲和儿童受国家的保护。关于价值取向，《中华人民共和国未成年人保护法》第三条规定：未成年人享有生存权、发展权、受保护权、参与权等权利，国家根据未成年人身心发展特点给予特殊、优先保护，保障未成年人的合法权益不受侵犯。

其次，儿童用药立法与药事管理法律制度密切相关。药事管理法律制度（legal system of pharmacy administration）是国家制定和认可并依靠国家强制力保证其实施的，具有普遍效力和严格程序的行为规范体系，以保障药品质量为目的，是调整与药事活动相关的行为和社会关系的法律规范的总和。药事管理法律法规体系是国家药事管理制度中具有国家强制力的部分。药事管理法律法规是以药品质量保障为核心的系统性行为规范。药事管理法律法规涉及药事活动监督管理的各个环节，是规范药品研制、生产、经营、使用和监督管理行为，确保药品的安全性有效性的法律法规的总和。整个规则体系对各项药事活动进行严格的法律调整，以保障药品质量的形成、保持和实现，最大限度地实现药品的安全性、有效性、经济性、合理性。药事管理法律法规是以《宪法》为依据，以《药品管理法》和《药品管理法实施条例》为主干，由若干药事管理法律、法规及规章组成的系统的规则体系。将这些法律法规按照药事活动的各个环节分类，有以下几个方面内容：①药品研制及注册方面:《药品管理法》及《药品管理法实施条例》中对新药的研制、非临床研究、临床试验和审评批准等药品研制以及注册行为进行了相关的规定;《药物非临床研究质量管理规范》(GLP)、《药物临床试验质量管理规范》(GCP)与《药品注册管理办法》等；其他方面，如《药品进口管理办法》中规定进口药品必须取得国家食品药品监督管理局核发的《进口药品注册证》或《医药产品注册证》后方可进口。②药品市场准入方面:《药品管理法》及《药品管理法实施条例》中关于颁发药品批准文号和新药证书等药品市场准入行为的相关规范;《药品经营许可证管理办法》《生物制品批签发管理办法》《国家食品药品监督管理局药品特别审批程序》《药品说明书和标签的管理规定》等；③其他方面，如《药品流通监督管理办法》对经营企业购销药品和医疗机构购进、储存药品做了规定。③药品生产方面:《药品管理法》及《药品管理法实施条例》中关于开办药品生产企业必须具备的条件和审批程序，药品必须按国家药品标准和批准的工艺进行生产以及对生产药品的原料、辅料的要求等做出了规定;《药品生产质量管理规范》(GMP)《药品生产监督管理办法》《中药药材生产质量管理规范》(GAP)《药品说明书和标签管理规定》《直接接触药品的包装材料和容器管理办法》《药品包装用材料、容器管理办法》(暂行)等；其他方面，如《药品注册管理办法》明确监管部门在药品注册过程中要对非临床研究、临床研究进行现场检查，要进行有因抽查，对批准上市前的生产现场要进行检查。④药品流通领域方面:《药品管理法》及《药品管理法实施条例》中关于开办药品批发企业和药品零售企业的开办程序及所应具备的条件，并对药品经营企业药品购进行为、购销行为、销售行为等做了相关的规定；《药品流通监督管理办法》(暂行)、《药品经营质量管理规范》(GSP)、《互联网药品交易服务审批暂行规定》《药品广告审查发布标准》《药品广告审查办法》《药品进口管理办法》《蛋白同化制剂、肽类激素进出口管理办法（暂行）》《药品类易制毒化学品管理办法》等；其他方面，如《疫苗流通和预防接种管理条例》中对从事疫苗经营活动的药品批发企业所应具备的条件，疫苗的采购、供应等做出了相关的规定。⑤药品使用方面，《药品管理法》及《药品管理法实施条例》中关于医疗机构制剂许可证的审批、品种审批及使用管理，医疗机构储存药品、配制制剂等方面做出了相关的规定；《处方药与非处方药分类管理办法（试行）》《药品不良反应报告和监测管理办法》《药品召回管理办法》《医疗机构制剂质量管理规范》和《医疗机构制剂许可证验收标准》等；其他方面，如《麻醉药品和精神药品管理条例》中对麻醉药品和精神药品在作为原料生产、医疗机构使用等方面作了严格的规定。⑥特殊药品管理方面:《药品管理法》及《药品管理法实施条例》中关于麻醉药品、精神药品、医疗用毒性药品、放射性药品等特殊药品管理的法律法规；《中华人民共和国中医药条例》《麻醉药品和精神药品管理条例》《医疗用毒性药品管理办法》《放射性药品管理办法》《血液制品管理条例》《疫苗流通和预防接种管理条例》《反兴奋剂条例》《易制毒化学品管理条例》《中药品种保护条例》等。⑦监管机构权责与专业人员建设方面:《药品管理法》及《药品管理法实施条例》中关于监管机构职权、行政处罚、执法程序等方面的规定；《国家食品药品监督管理总局立法程序规定》《食品药品监督行政处罚程序规定》《关于涉及行政审批的行政规章修改、废止、保留的决定》《国家食品药品监督管理局听证规则（试行）》《食品药品监督管理统计管理办法》等。

此外，2011 年 7 月 30 日国务院发布的《中国儿童发展纲要（2011 ～ 2020 年）》提出了以下保障儿童健康成长提出的基本原则：①依法保护原则。在儿童身心发展的全过程，依法保障儿童合法权利，促进儿童全面健康成长；②儿童优先原则。在制定法律法规、政策规划和配置公共资源等方面优先考虑儿童的利益和需求；③儿童最大利益原则。从儿童身心发展特点和利益出发处理与儿童相关的具体事务，保障儿童利益最大化。

以上相关法律法规文件，已经在大范围内原则性地提出保障儿童相关权益，但具体到儿童用药方面，却没有进一步更为详细的法律规范。与此同时，国际上的一些发达国家，都已经先后出台了儿童用药的相关法律规范，中国作为世界上第二大经济体、高速发展的国家，有必要根据国家政策精神，考虑儿童身心发展特点和儿童医疗卫生事业发展现状，制定专门保障儿童健康需求的儿童用药法律，将现行有效的做法制度化、法律化，从鼓励研发、促进生产、完善采购、合理使用、医保激励等方面系统解决儿童用药的问题。具体可根据我国《立法法》的相关规定，有必要通过国务院制定行政法规，运用相适宜的行政法律制度来解决保障儿童用药工作中存在的若干问题。

第五章 中国儿童用药立法主要内容建议

各国立法虽有不同，但都针对需求、供给、使用这三部分问题，在儿童用药的研发（临床试验）、注册、生产、使用等环节进行严格监管，尤其重视研发、使用政策激励和上市后监管警戒，这是由儿童用药研发难度大、利润低以及临床使用效果难以确定等自身特点决定的，也是各国立法的共通之处。但在借鉴国外立法经验的同时，需结合我国儿童疾病谱、用药特点如中成药的使用、经济社会特征等进行进一步研究。

第一节 药品研发、生产方面

制订儿童药品审批办法，对儿童药物研发机构和研发人员的资格和资历要有明确的规定，严禁非正规机构或非儿科专科医务工作者进行药品研发，对非正规研发机构及人员要有明确的处罚规定，从源头杜绝儿童用药的不规范行为，使我国儿童用药的研发步入正规的法制轨道。①为了促进儿童药品尽快上市，解决儿童药品不足的问题，有必要建立儿童药品优先、加快审评制度：建立儿童药品申报审评专门通道；药品生产企业及时补充完善儿童临床试验数据的，可享受优先审评待遇；对于在港澳台地区已经上市但尚未在内地上市、临床急需的儿童药品，国务院药品监督管理部门会同国务院卫生主管部门组织儿科专家评估后，可免除临床试验，直接批准进口。②为了鼓励儿童药品的研发，国家卫计委建立并发布鼓励研发的急需儿童用药目录，并由国家“重大新药创制”科技重大专项给予必要支持，引导和鼓励企业优先研发生产儿童用药。③为了提高企业研发、生产儿童药品的积极性，可借鉴美国经验，建立儿童药市场独占制度：生产企业对所生产的药品开展儿童用药临床试验的，可享受不超过6个月的市场独占期；在此期间内，国家不得批准其他企业生产和进口同品种药品。

一、药品研发方面

1. 尽快逐步推进儿童临床试验，加快建立儿童药物临床试验机构　我国儿童药物临床试验起步晚，缺乏相关的法规和指南，由此导致药品研发缺乏必要的理论依据，对儿童用药的特殊性缺乏理解。因此，应尽快推进儿童临床试验。

应建立科学、完善、有针对性的知情同意流程。我国《临床试验质量管理规范》第十五条规定，儿童作为受试者，必须征得其法定监护人的知情同意并签署知情同意书，当儿童能够作出参加研究的决定时，还必须征得其本人同意。但并未针对特定情况做出不同的规定，如家长同意而儿童反对的情况应该如何解决？建议制定详细的知情同意流程，针对不同的情况有不同的解决方法。

必须谨慎对待临床试验的整个过程，加强儿童受试者保护。在实验设计上，儿童临床试验并不是成人临床试验的简单重复，而是经过专业人员精心设计的，将风险最小化，能够最大限度地保护儿童健康。此外，可成立不同地区的儿童伦理委员会，委员会应在试验开始前对整个试验过程进行严格审查，对儿童的预期受益和整个社会的受益情况进行评估，确定临床试验进行的正当性。在试验过程中也需要进行定期的随访和评价，以此确定研究者是否真正用心保护儿童的健康与权益。对于在过程中未对儿童进行最大保护的临床试验，委员会应对其做出警告；对于警告后仍未有改进的，应终止临床试验研究。

制定儿童临床试验的相关指南与标准。其内容应对试验过程中的伦理问题，风险最小化的措施，药代动力学等做出详细的说明和要求。在《药品注册管理办法》中对儿童临床试验的申报、审批、分期、试验机构、试验方案以及试验开始、暂停、终止等方面做出特殊规定。同时可建立儿童药物监管网络，该网络为监管机构、药物生产企业、儿童药物使用者提供了一个信息共享的平台，将各儿童专科医院和综合医院儿科进行的临床试验进行登记，为儿童临床试验提供所需信息。必须加强信息的公开性和监管的透明度。

临床试验是儿童用药研发过程中非常重要也是必需的环节，而儿童临床试验机构是前者必需的硬件条件。因此，加快建立足够数量的儿童临床试验机构对于促进儿童药物研发来说是关键且必要的，尤其是针对小儿麻醉、小儿骨科、小儿遗传病、儿科肿瘤、小儿耳鼻咽喉和小儿泌尿外科等儿科临床试验机构更应该加快建立，确保临床研究科学、持续地进行。

2. 科学合理选择研发儿科药物适宜剂型 目前我国儿童专用剂型在所有剂型中所占比例较小，主要原因在于：①缺乏科研基础设施，临床试验参与者不足，临床试验数量少，临床数据缺乏。②儿童药物研究风险较高，但我国的补偿机制并不完善，也没有设立专项基金来为研发失败后所造成的损失买单。

儿童剂型的研发需求虽然迫切，但这并不意味着所有情况都可以一概而论。鉴于有些成人剂型在儿童群体中的应用情况良好，在临床上已长时间应用于儿童且并未出现不同于成人的不良反应，对于此类药物，重新研发可能没有必要。建议将重点放在那些在儿童临床用药过程中不良反应严重、不良反应发生率高或在儿童中出现异于成人不良反应的成人用药上。这样不仅可以做到有的放矢，还可以减少临床试验带来的伦理等方面问题。此外，也会减轻招募儿童临床试验志愿者的压力。

儿童的用药依从性较差是影响治疗效果的因素之一，使用依从性较高的制剂可以提升治疗的成功率。因此在研发过程中，需要考虑原料药自身的理化性质，将特定的药物研发成何种剂型取决于药物自身的掩味效果、溶解性、化学稳定性等。还要考虑儿童的心理年龄、生理年龄，针对儿童的不同年龄和药物性质尽可能选择适合儿童使用的剂型，使儿童乐意接受。同时，应选择儿童易于代谢消除的辅料。除此之外，还应参考药物剂量灵活的必要性，对于需要根据儿童体重来确定剂量的药物，需要较高的剂量灵活性，可以开发成溶液剂、混悬剂等；对于剂量灵活性要求不高的药物可以开发成片剂、胶囊剂等。对于口服制剂，应注意剂量、气味、吞咽难易的问题。对于非口服制剂，应考虑儿童的协作能力，疼痛程度，以及儿童对针头的恐惧度等。另外，还可以选择半衰期相对较长的药物，减少用药次数，使医生、家长更容易掌握，从而提高用药依从性。

已有剂型的二次开发也是儿童药物研发的一个方向。适合进行二次开发的药物包括已有的成人药物和儿童药物。成人药物治疗的患病人群中包括儿童，可以根据已有的成人临床数据，在儿童群体中开展临床试验，确定儿童的用法用量、疗程等信息，以方便于成人药物向儿童药物的转变。对于现有的儿童药物可以对其改变剂型，改变规格，使其针对不同年龄段的儿童。

固体口服制剂可以保证安全性、有效性的条件下，仍是研发方向的首选。但截至目前市场上专用于儿童的剂型仍然十分有限。此外，WHO 儿童药物调查报告提示，固体剂型仍是儿童新剂型研发的重点所在。因为固体剂型研发成本相对较低，在储存、使用等方面具有优势。对于我国这样一个发展中国家来说，应该重点优化儿童常用剂型的生产工艺，达到节约成本、事半功倍的效果。非固体制剂剂量灵活，在吞咽上难度较小，但在剂量准确性方面有待提高。可以在专业人员的指导监护下使用定量吸入装置，但对于儿童仍存在气流不足和协同性差的问题。经皮给药与注射给药具有避免首过效应、减小胃肠道反应的特点。

3. 制定激励与强制相结合的政策　儿童用药研发需要较长的周期，较高的成本，同时承担着更大的风险，但用药总需求量却低于成人，导致许多制药企业对儿童药品研发缺乏积极性，从而造成儿童药物种类不足以满足临床需要。我国目前儿童用药的优惠政策并不多，针对于此，立法部门应尽快制定出台儿童药物研发激励政策及相关文件，对制药企业进行利益推动，加大资金投入，提供技术上的支持。近年来国家相继出台了《中国儿童发展纲要（2011～2020）》《国家药品安全十二五规划》《关于保障儿童用药的若干意见》和《中国儿童普通感冒规范诊治专家共识》等法规指南。法规明确指出，鼓励儿童专用药品的研发和生产，尤其要重视儿童专用药品安全性的研究。

在现有法律的基础上通过市场保护加大儿童药物的利润空间，使其不低于成人药物研发利润。还可对研发出儿童专用药物或剂型的企业加以资金奖励，以此激起儿童药物研发的积极性，使我国儿童群体健康得到保障。

与此同时，有关立法部门还应该制定强制研发条款，强制制药企业加大儿童药物研发力度，督促研发进展，提高制药企业的社会责任感。

4. 为儿童药品的审批开启“绿色通道”　儿童用药研发成本高，市场需求量相对较小，但儿童药物审核周期长，如果缩短审批时间，则意味着药品能够尽早上市，尽早获得经济收益，在一定程度上能够弥补成本高这一缺点，有利于激发制药企业对儿童药品的研发热情。建议有关部门尽快建立独立的儿童创新药物、仿制药物审批通道。国家食品药品监管总局应成立儿童药物审查部门，不与成人药物相混杂。CDE近期发布的《临床急需儿童用药申请优先审评审批品种评定的基本原则》中对创新药物优先进行审批的条件是该申请要符合“针对严重威胁儿童生命或者影响儿童生长发育，且目前无有效治疗药物或治疗手段的疾病”或“相比现有的治疗手段，具有明显治疗优势”。对仿制药则提出“对于目前市场短缺的儿童用药品，实行优先审评。申报厂家的数目为多家申请的，按照申请先后排队顺序，对排第一位的优先审评”。改剂型或新增规格的儿童用药申请，需同时满足：“①现有的药品说明书中包含有确定的‘儿童用法用量’；②现行的剂型或规格均不适用于儿童，新增的剂型或规格适合于儿童。”

国家食品药品监督管理总局发布《关于深化药品审评审批改革进一步鼓励创新的意见》，也鼓励儿童药物研发。重点鼓励具有临床价值的创新药物和临床急需仿制药以及儿童药物优先审评。鼓励研发儿童专用剂型和规格，对立题依据充分且具有临床试验数据支持的注册申请，给予加快审评。

另外，2009年初《新药注册特殊审批管理规定》将罕见病用药审批列入特殊审批范围。针对儿童罕见病、特殊疾病的新药研发，也应纳入特殊的审批通道。在国家重大新药创新计划中，儿童用药应占有一定地位，从而提升儿童药物研发企业的自主创新性和积极性。

加快儿童药物审批也有助于解决儿童临床药物试验的伦理问题，试验规模问题，受试者健康保护问题，疗效及安全性评价等影响儿童药物注册的关键问题，从而提高审批效率，缩短审批时间。

5. 建立儿童药物专利保护制度　我国缺乏对儿童药物的专利保护制度，可以借鉴美国与欧盟国家。建立儿童药物专利保护相关制度，适当延长儿童药物的市场保护期。比如在专利期限之后延长6个月的市场独占期，在这6个月中，不仅仅是这一种药物，制药企业所有药物只要包含某一相同的活性成分，就拥有市场上的专利权。政府也应该对失去专利保护的儿童药物提供相应的资助，从而鼓励儿童药品的研发。

6. 建立多部门联合协作网络　儿童药物研发的发展需要多个部门如国家食品药品监督管理总局、国家卫生计生委员会、国家发改委、全国不良反应监测中心等相互配合，共同努力。各部门应该做到信息资料共享，政策连接，建立儿童药物不良反应监测网，充分利用循证医学资料，提高儿童药物研发效率，促进儿童用药各方向全面发展。另一方面，应促进研发、生产、临床应用各环节的信息沟通，积极与 WHO 合作，做好宣传工作。

二、药品生产方面

1. 制定激励政策保证儿童药品生产企业的利润　儿童群体小，儿童用药品通常为小批量生产，但由于儿童药物通常需要较高的工艺，其投入的设备、劳动力并不低于成人药物生产。为方便儿童服用，需加入一些甜味剂或进行包衣。生产工艺远比成人药物复杂。很多儿童疾病属于季节性发病，在疾病发生率低的季节，生产线就会闲置。诸方面因素导致儿童药物生产成本大约是成人药物的两倍。为改善这种情况，一方面建议政府制定相应的激励政策，如缩短儿童药物上市前的审核期，在资金上给予生产儿童药物的企业以适当补偿；另一方面建议完善法律法规，大力宣传儿童合理用药的重要性，提升企业的社会责任感，从而从根本上改善我国儿童药物生产状况，提高儿童用药的可获得性、安全性和有效性。

2. 采取儿童药品单独定价政策　儿童用药企业普遍反映，儿童药物的价格并未与其生产的高成本相匹配，政府常以药品有效成分含量来制定药价，这对于生产工艺复杂的儿童药品来说是不公平的。投入却得不到回报，必然会影响生产的积极性。因此建议制定儿童药品单独定价政策，并为儿童药品设立市场独占期。但随后可能产生对儿童药物价格偏高的争议。鉴于以上情况，建议将儿童药品纳入医保，在保证制药企业生产积极性的情况下保证大众用药的经济性。

对于已上市十年以上、在临床广泛应用并无严重不良反应的部分成人药品，建议制药企业按照最小包装生产儿童专用药物。在市场定价方面，建议将儿童用药一天量与成人用药一天量定相同的价格，提高制药企业利润，鼓励企业生产儿童专用的规格、剂量的药物，从而增加儿童药物市场供应量，改善儿童用药情况。

与此同时，应引入药物经济学，使儿童药物的价格与临床应用价值相吻合。从知识产权、质量疗效等多个角度对特定企业生产的质量、疗效、安全性等方面具有显著优势的儿童用药给予价格上的扶持。

3. 规定短缺儿童药品定点生产制度　县级以上人民政府卫生计生部门会

同工业和信息化、商务等部门，对临床必需、易短缺的儿童药品采取价格、采购等扶持政策，调动企业生产和配送积极性，研究采取定点生产或储备的方式保障供应。

第二节 药品流通、使用方面

为了保障医疗机构能够采购到合适的儿童药品，省级负责药品集中采购的机构在药品集中采购工作中，应当将儿童适宜剂型、规格药品集中挂网，由医疗机构直接采购。为了降低儿童患者的疾病负担，可规定两个方面的措施：一方面，对部分临床必需、尚在专利保护期内且价值较为昂贵的儿童药品，国家建立价格谈判机制，推动降低药品价格，满足临床需求；另一方面，国务院医疗保险主管部门应当每年定期将儿童适宜剂型、规格药品纳入基本医疗保险支付范围。

为了保障儿童药品的临床使用安全，国务院卫生主管部门组织儿童用药专家及相关协会，发布科学规范的儿童用药指南并定期予以更新，为医疗机构和医务人员使用儿童药品提供指导。针对已经上市的药品缺乏儿童用药数据的现状，国务院药品监督管理部门要引导药品生产企业补充完善儿童用药数据，修订药品说明书。规范医师处方行为是确保儿童用药安全、合理的关键，为此，各级各类医疗机构应当规范医师儿童用药处方行为，推进儿童药品使用管理信息化；同时，要发挥药师作用，加强儿童用药管理和评价。加强儿科人才培养和学科建设是儿童卫生事业发展的关键，为此，国务院卫生主管部门建立健全儿童临床用药综合评价体系，定期开展儿童医疗卫生综合评价；县级以上地方人民政府应当完善儿科教育培训内容，制订专科培训计划，重点加强基层医务人员儿科专项培训，提高专业水平和服务能力。此外，针对违法生产儿童药品的行为和不按照规定将儿童药品挂网采购的行为还应当规定法律责任，确保儿童用药保障措施落到实处。

一、药品流通方面

将规范药品说明书中儿童用药信息纳入儿童药品管理法规，杜绝药品说明书中儿童用药信息不规范或缺失现象。对于不按要求规范药品说明书的药品生产企业，责令其停止生产，视情况处以处罚，由国家食品药品监督管理总局命其将药品全部召回，并将该企业记入黑名单作为重点监督对象。

二、药品使用方面

规范儿童用药，取缔不规范用药行为，严格按照《中国国家处方集（儿童版）》标准处方儿童药，制订儿童处方管理办法。对于选药不合理、随意改变药物用量、不依照临床诊断用药等行为，都要有相应的法律规定，如吊销执业医师执照。对于儿科医药工作的资格资历审核也要纳入法律规定，禁止非儿科专科资历的医务工作者从事儿科临床工作。

1. 规范儿童药物用法用量　剂量选择不当是儿童出现药物不良反应的重要原因之一。儿童处于生长发育阶段，其身体机能处于一个不断变化的时期，不同年龄儿童的药动学和药效学具有差异，也就意味着其对药物的吸收，分布，代谢，排泄过程不能一概而论。然而，在实际情况中，经常根据成人用量“酌情减量”，或“谨遵医嘱”，儿童用药不同药物用量并没有一定的标准，且并没有对不同年龄段的儿童加以区别，市面上缺少儿童专用的剂量、规格、包装。而说明书中往往建议儿童的给药剂量是最小包装。临床上只能进行包装的拆分，这样很难精确把握儿童给药的剂量。此外，拆开后的药物如果不能完全使用不仅会造成浪费，长期置于空气中还易导致药品的变质从而影响疗效。

目前，我国处方集规定了个别药品的不同年龄段的使用量，但大部分药品仍未按照儿童的不同年龄进行用法用量的区别。因此，在我国处方集中，应该对不同药物在不同年龄段儿童中的用法用量进行分别规定，促进儿童的安全、合理用药。

2. 选用儿童专用剂型　在儿童用药剂型方面，儿童群体具有特殊性，在生理构造，思想意识方面均有别于成人。但在儿童专用剂型这一领域仍有很大的空缺亟待填补。在已上市的3500余个药物剂型中，儿童药物制剂仅有60余种，这就造成了儿童无药可用的现象。儿童用药剂型的成人化较为严重。

片剂，丸剂等剂型很有可能造成儿童的吞咽困难，甚至导致损伤乃至造成生命危险；当无法获得儿童使用的剂量时，家长一般会将成人使用的片剂掰开压碎或将胶囊打开给儿童使用，在这个过程中，极有可能造成剂量误差。

如为缓控释制剂，还会破坏其缓释作用，导致药物速释；吸入气雾剂或粉末对于儿童来说操作方面有困难，如果协同性不够，可能出现无法正确使用的情况；颗粒剂在冲泡时，可能存在剂量不准确或所用溶剂不卫生的情况等。近年来，有一些儿童专用剂型如刻痕片、口腔速崩片、牙膏样不溅落口服混悬液、咀嚼胶、防水控释贴剂、缓控释颗粒剂等被开发出来。儿童剂型的多样化对儿童安全合理用药甚为有益。但与此同时，在临床使用过程中，不同年龄的儿童应使用与之相对应的剂型。因为不同年龄阶段儿童的生理发育有很大差别，其用药的依从性和协同性也相应不同。因此，处方集中应该对不同年龄段儿童建议不同剂型，以此更好地促进儿童安全合理用药。

3. 选择适合儿童的给药途径 给药途径是由疾病轻重缓急，用药目的及药物本身性质决定的。选择正确的给药途径对药物的吸收和药物作用的发挥甚为重要。对于儿童给药，通常要遵守以下几个原则：对于能口服的，不选择静脉和肌内注射；能口服或经鼻饲给药的儿童，经胃肠道给药是安全的；皮下注射给药可损害周围组织且吸收不良，不适用于新生儿；地西泮直肠灌注比肌内注射吸收更快，更适合快速控制小儿惊厥；儿童皮肤异于成人，吸收迅速甚至引起中毒，因此外用药物时应注意控制剂量。对于患有急症的儿童来说，静脉注射最为有效，而口服制剂则更适合需要长期服药的儿童患者。

4. 儿童超说明书用药建议 儿童超说明书用药的原因可归纳为以下几点：说明书本身具有局限性，缺少儿童用药信息；缺乏儿童专用剂型或现存专用剂型不合理；说明书的差异性；缺少临床记录等。

应对此情况加以高度重视，政府以及社会各界都应积极参与，加大宣传力度。在不违背伦理的前提下，积极且谨慎地进行儿童药物临床试验。政府应加大投入，建立更多有能力承担儿童临床研究的临床试验机构。与此同时，儿科专业学会应制定相应的儿科药物临床试验法规；应尽早制定全国统一的指导性文件，制定儿童超说明书用药的规范和流程，对这一现象进行统一管理。对于医疗机构超说明书用药引起的矛盾，应该依照统一标准进行处理。

采取分级分类超说明书用药规范。儿童超说明书用药必须有证据来源，并确保证据的可靠性；对于不同种类药物进行分类管理，如普通药物，高警示药品，麻醉药品，抗肿瘤药品等。每类药物都应该有相应的超说明书用药规范；门诊医师，主治医师，副主任及主任医师，经一定考核程序后应该具有不同级别的超说明书用药权限；根据儿童的年龄阶段设立不同的超说明书用药规范，如新生儿，婴幼儿，儿童等。

医院成立超说明书用药专家组对超说明书用药情况进行审核评价，并提供专业指导。在进行超说明书用药之前应提交申请，申请内容包括：证据来源，患者知情同意，超说明书用药原因及预期结果等。申请需经有关部门批准后才能进行超说明书用药。用药结果需要反馈，并由专家组进行评估，为以后的临床用药提供依据。

医生作为超说明书用药主体，应该严格遵守院内规定，提高自身的专业知识水平，提高职业道德，避免药物滥用及用药错误的发生。同时加大临床药师培养力度，培养出一批优秀的儿科临床药师，与医生一起为促进儿童患者的合理用药而努力。

药品说明书内容仍存在不规范的情况。作为供专业人员参考的用药指导，药品说明书内容应该准确，全面，客观，语言应通俗易懂且尽可能简短，方便大众阅读。对于不能应用于儿童的药物，应在外包装加上警示标志。对于药物的用法用量，不良反应，注意事项和禁忌证应做着重阐述。此外，应加大上市药物的临床监管力度。在临床试验中新发现的不良反应应该及时通过ADR上报系统进行上报，药监部门在审批过程中应对儿童不良反应开启绿色通道。审批通过的ADR应及时加进说明书中。

5. 加强儿童用药知识普及　目前，在国内儿童用药知识并没有得到充分的普及，大众还停留在依据说明书的指导用药。但有时难免会出现理解上的偏差或阅读上的疏忽，由此造成的后果是无法预计的。

社区卫生服务中心的儿科最为薄弱，大众对儿童用药知识较为缺乏，卫生知识普及环节也十分薄弱。家长自行给孩子用药的情况普遍存在，由于家长对药物用法用量，适应证以及用药注意事项等方面理解欠缺，加上现有儿童药物剂型的缺乏，很容易造成用药不当，对儿童的健康构成威胁。因此建议大力加强社区卫生服务中心儿科建设，对于医务人员以及儿科药师定期进行培训，宣传儿童安全用药的重要性。同时可在社区开展儿童用药教育，呼吁大众积极加入，向家长宣传基本用药知识，发放儿童安全用药手册等。尽量用通俗易懂的语言向家长讲解儿童用药知识，并设置交流提问的环节，保证培训的有效性。

第三节 上市后监测、再评价方面

CFDA 通过制定相关的上市后药品安全监管政策和法规，加强对上市后药品的各个环节进行监管，但是由于起步比较晚，监管机制还不够健全，还存在很多安全隐患。儿童药物上市后监测再评价对于儿童用药安全性与合理性来说是十分重要而且必要的。

一、组织体系建设

组织体系的建设对儿童用药上市后监管再评价至关重要。只有管理体系科学有效，各级在执行政令时才能不拖泥带水。在儿童临床用药过程中发现的问题才能及时得以解决。我国的上市后药品安全监管组织体系表现为典型的“金字塔”形，有一定的管理层次和幅度，国家药品监督管理总局主管全国药品监督管理工作，省（自治区、直辖市）药品监督管理局负责本行政区域内的药品监督管理工作，省以下实行垂直管理，地市级根据需要设置药品监督管理局，为省药品监督管理局直属机构，县级根据工作需要设置药品监督管理分局，为上一级药品监督管理机构的派出机构。这种管理方式在理顺关系和政令的传递上还有很多工作要做。国家局应有效地进行管理，但应由一定限度，如果管理过宽，管理的效率就会同时下降。省级及市级药品监督管理部门同时受到当地政府的管辖，受地方政府影响过大，就会导致上级管理部门的政令无法及时贯彻。

针对这样的问题，可以采取垂直管理的方式，即省（自治区、直辖市）以及市县级药品监督管理机构均作为国家药品监督管理局的直属机构，实行全国统一管理。这种管理方式，可以避免因上级机构管理范围过广而造成的管理效率降低，也可以保证上级机构的政令不受地方的过多影响。高效的管理会加快解决儿童用药过程中出现的说明书不规范，新药研发审核周期较长等问题，从而有效地促进儿童的安全、合理用药。

二、法规制度完善

目前，我国上市后药品安全监管法律体系还不够健全，儿童药物的上市后监管再评价体系更加有待完善。大部分的法规条款均为原则性内容，缺乏实施的细则，如指南以及与之配套的法规等。对于儿童用药过程中出现的不良反应后的情况更应通过法规制度的完善来加以控制。如果不良反应为可预期的，则不需考虑赔偿；若不良反应是不可预期的，则需相应机构与人员进行赔偿。这其中又分为两种情况：药物在临床上未出现过的以及由于患者特异性的体质造成的。这两方面在赔偿的数目上应该加以区分。

三、监管执行力度

儿童药品上市后出现的不良反应必须及时上报并处理。但由于利益的驱使和监管部门监管不到位等原因，一些不良反应并未得到及时处理，从而导致严重的不良反应事件，危害儿童的健康。

我国《药品不良反应报告和监测管理办法》第三条规定，国家食品药品监督管理总局主管全国药品不良反应监测工作，省、自治区、直辖市人民政府食品药品监督管理局主管本行政区域内的药品不良反应监测工作。虽然这些规定早就存在，但儿童药物不良反应事件却持续出现，这就需要进行反思原因，是否是监管力度不够让不良反应信息钻了空子？或者由于利益的驱使导致已出现的不良反应没有及时上报？只有监管部门、医疗机构、制药公司等真切意识到不良反应对我国儿童健康造成的严重损害，才能从根本上改善不良反应控制不及时的情况。

四、药品安全信息

儿童药物上市后的安全信息（例如不良反应信息）的收集与研究对于儿童用药的安全性具有十分重要的意义。信息的收集与贮存是基础，只有广泛完整地收集信息并以专业的手段对其进行分析才能使其更好地为儿童临床的安全用药服务。我国目前进行药品安全信息评价与研究的机构非常少，主要还是借鉴国外的手段与经验，因此，建议我国尽快建立完善儿童药品信息评价机构。

但收集信息不是最终目的，最终的目的是利用这些信息对某种药物进行评价和管控。只收集而不利用是没有意义的，反而会增加工作负担与经济上的浪费。例如我国的不良反应监测数据库，每年收集大量的不良反应信息，但这些信息并没有得到充分的利用，系统还要花费大量的人力物力去保护、维修。针对于此，必须对系统加以改进，提高其效率，使其真正为用药安全服务。但仅仅依赖系统的整合是不够的，想要客观地评价药品安全信息，还需要一批优秀的审评员，这支队伍需要对儿童药品安全信息进行科学有效的评价，从而促进我国儿童用药的安全性、合理性。

五、上市后的监管

1. 安全信息沟通与交流 目前，我国儿童药物上市后药品安全信息沟通与交流系统很不健全，尽管国家药品不良反应监测中心有了《不良反应信息通报》《中国药物警戒》以及网站通报系统，但在推广和宣传上依然不够，很多公众并不知道了解儿童药品安全信息的渠道。其次，医务人员也缺乏向大众分享这些信息的合适方法。

为了让公众及时了解到新的不良反应信息，从而使家长在给儿童用药时有选择性，必须制定相关的儿童药品安全信息公众交流指南，这对保障儿童安全合理用药是十分必要的。

2. 上市后药品安全监管 儿童药品在上市后的安全监管一直都存在问题。在上市前，药监部门与制药企业都很重视药物的安全评价。在上市阶段，企业都愿意拿出资金来支持评价，以获得更大的利润。但上市之后，很多制药企业便忽略了药物的安全监管，甚至有些企业为了获取利益而蒙蔽大众。除此之外，公共服务部门不到位，造成公众在发现问题后找不到上报途径。这些问题都会导致我国药品上市后安全信息的堵塞。因此，我们可以借鉴国外的做法，建立药品上市后安全评价收费制度，以资金奖励保障业务和服务水平达到大众的要求标准。由此更好地进行上市儿童药物的安全监管工作。做到随时发现问题，随时解决。保障儿童健康，促进儿童安全合理用药。

第四节 儿科人才队伍建设方面

通过法规落实国务院办公厅发布的《关于完善公立医院药品集中采购工作的指导意见》（国办发〔2015〕7号）中要求对儿童药实行集中挂网，由医院直接采购的政策。加强儿童用药的销售、不良反应监测方面的立法建设，使药品研发、生产企业、医疗机构都能照章办事、依法办事。规范医疗机构儿童用药的配备，明确规定各级医疗机构对《中国国家处方集（儿童版）》涉及药品的配备情况要求，提高儿童用药的可及性，促进合理用药，共同营造儿童用药的规范化管理系统。

一、儿科临床药师培训管理制度

建立完善儿科临床药师培训管理制度。目前我国缺乏儿科临床药师，加快儿科药师的培养从而为儿科患者制定安全合理的用药方案有助于促进儿童安全用药。儿科药师应该熟练掌握儿童临床用药相关知识，能够对儿童用药提出合理化建议。加强门诊用药咨询服务，耐心详细地为家长讲解药物说明书，力求家长对药物使用的理解无偏差。开展儿童治疗药物监测，保证各年龄段的儿童安全、合理用药。

在儿科药师的培训流程方面，可以借鉴美国及欧盟国家。要求儿科药师增加在新生儿重症监护室、儿童重症监护室等科室的轮转时间，增加儿科药师在临床用药经验。各医院可依据自身情况设计有特色的培训项目，如模拟应急情况处理等，并定期进行项目考核评价，重视反馈结果，不断加以完善。

二、儿科医务人员队伍的扩充

目前，我国儿科医务人员数量短缺较为严重。儿科门诊经常出现人满为患的现象。主要原因包括以下几点：专科儿科医务人员数量少，多为妇产科兼职儿科保健，专业性不足；薪资待遇不能达到要求。儿科医务人员的平均工作时间要多于非儿科医务人员，但在薪资待遇上却并没有得到充分体现。部分儿科医务人员表示不愿意继续从事儿科工作；儿科医务人员不足必然会影响医疗服务效果，医务人员工作压力过大时出错率也会相应升高，这是威胁儿童健康的潜在危险。

针对以上情况，提出以下建议：①适当提高基层儿童医务工作者的薪资待遇。儿科医务人员的薪资待遇应该与其工作强度相对接，适当的资金奖励可以激发医务人员的工作热情，并吸引更多的人才从事儿科工作。共同努力为儿童的健康保驾护航。②加强现有儿科医务人员的指导和培训。培训内容不应该只包括理论知识，还应该包含实际操作项目。培训应有针对性，如新生儿的诊治，儿童常见慢性病（哮喘等），儿童急救等项目应受到重视，并定期进行考核。③增加设施设备，完善机构建设。国家应投资建设基层儿科的医疗设施服务设备，购买前应考虑其实用性，把资金用在刀刃上。医疗设施的更新换代有助于提高医疗水平，提高医务人员工作的效率，在一定程度上缓解儿科医务人员短缺的问题。

第五节　其他方面

基本药物制度是 WHO 于 1975 年向世界各国特别是发展中国家推行的一种医疗保健制度，是政府为满足人们重点卫生保健需要和合理利用有限的医药卫生资源，保障民众用药安全、有效、合理而推行的国家药物政策，是药品监督管理的基础。基本药物是满足基本医疗卫生需求、剂型适宜、保证供应、基层能够配备、国民能够公平获得的药品。

我国目前还未建立“儿童基本药物目录”，而且在《国家基本药物目录》中，儿童使用的化学药中只有 5 个品种规定了用法用量。针对此种情况，建议借鉴国际相关政策，在我国医疗卫生体制改革之际，将疗效确切、安全性高、价格适宜的药物纳入符合我国情况的儿童基本药物目录，并完善我国医保目录中儿童用药品种。同时建议组建儿童基本药物目录专家委员会，共同研究商议、达成行业共识，制定并完善临床儿童用药指南。

附 录

第一部分 国际法规、政策

附录一 PREA

Title Ⅳ. Pediatric Research Equity Act of 2007

FDA has approved for adult use many products never tested in children. Yet clinicians often prescribe them for children believing that the safety and effectiveness demonstrated with adults would hold for younger patients. However, this off–label prescribing can result in children receiving products that do not work for them, or receiving too much or too little of a potentially useflil drug. Studies show that, depending on the maturation and development of a child's organs and other factors, some drugs vary in how long they stay in the body, affecting their usefulness. Some side effects are unique to children or children of specific ages, including effects on growth and development Recognizing the obstacles (which could be economic, ethical, legal, or mechanical) that make manufacturers reluctant to conduct research to address these questions, FDA and Congress developed two approaches to facilitate pediatric research. FDAAA continues both programs. The first, the Pediatric Research Equity Act (FDAAA Title Ⅳ, discussed in this section) is a mandatory program that requires pediatric assessments as part of every new application regarding a new ingredient, indication, dosage form, dosing regimen, or route of administration. The second, the Best Pharmaceuticals for Children Act (FDAAA Title Ⅴ,discussed in the following section of this report) is voluntary, offering a six–month marketing exclusivity for a product in return for pediatric studies.

For further information, see CRS Report RL33986, FDA's Authority to Ensure That Drugs Prescribed to Children Are Safe and Effective,by Susan Thaul.

In 1998,FDA published the Pediatric Rule, which mandated that manufacturers submit pediatric testing data, referred to as a pediatric assessment, at the time of all new drug applications. In 2002, a federal, court declared the rule invalid, holding that FDA lacked the statutory authority to promulgate it Congress gave FDA that authority with the enactment of the Pediatric Research Equity Act of 2003 (PREA; P.L. 108–155). PREA requirements cover all drug and biological product applications or supplements to applications concerning a new active ingredient, new indication, new dosage form, new dosing regiment, or new route of administration. The Act includes provisions for deferrals and waivers. PREA also authorizes the Secretary to require the sponsor of an already approved and marketed drug or biological product to submit a pediatric assessment based on criteria described in the law.

The Pediatric Research Equity Act of 2007, Title Ⅳ of FDAAA, reauthorizes PREA, amending it to strengthen standards for required tests, explanation of deferrals, labeling, and publicly accessible information. PREA now requires the Secretary to establish an internal committee, composed of FDA employees with specified expertise, to participate in the review of pediatric plans and assessments, deferrals, and waivers. The law requires the Secretary to track assessments and labeling changes and to make that information publicly accessible; establishes a dispute resolution procedure, which allows the Commissioner, after specified steps, to deem a drug to be misbranded if a manufacturer refbses to make a requested labeling change; and includes review and reporting reporting requirements for adverse events.

PREA requires reports from both the Institute of Medicine (IOM) and the Government Accountability Office (GAO), It also continues to link the program's authorization to the five- year authority FDAAA provides to the pediatrig exclusivity program, (See discussion of FDAAA Title Ⅴ in the next section of this report.)

附录二 BPCA

Title Ⅴ. Best Pharmaceuticals for Children Act of 2007

Title Ⅴ of FDAAA reauthorizes and changes legislation first passed in 1997. As part of the FDA Modernization Act of 1997 (P.L. 105–115),Congress provided drug manufacturers with a financial incentive to conduct pediatric use studies on their patented products. The "Pediatric Studies of Drugs" provision provided that if a manufacturer complied with a written FDA request for a specific pediatric study, FDA would add six months to its market exclusivity for that product.This tool is the second approach that FDA and Congress have taken to encouraging pediatric drug research, the other, required pediatric assessments of new products, is discussed in the preceding section of this report regarding FDAAA Title Ⅳ.

For further information, see GRS Report RL33986, FDA's Authority to Ensure That Drags Prescribed to Children Are Safe and Effective, by Susan Thaul.

In 2002, the Best Pharmaceuticals for Children Act (BPCA 2002; P.L. 107–109) reauthorized the exclusivity provisions for another five years. It also added provisions to encourage pediatric research of products that were no longer covered by patent or other marketing exclusivity agreements, to which pediatric exclusivity was not relevant. It required the Secretary to list those off–patent products for which pediatric studies are needed to assess safety and effectiveness. It also established an off–patent research fund at NIH (PHSA4091) and authorized appropriations of $200 million for FY2002 and such sums as are necessary for each of the five years until the provisions were set to sunset on October 1, 2007.

For on–patent drugs whose manufacturers declined FDA's written requests for studies (and, therefore, exclusivity), BPCA2002 amended FFDCA 505A to allow FDA to refer drugs needing pediatric studies to the Foundation for the NIH (FNIH, PHSA499), creating a second program of FDA–NIH collaboration.

Other provisions in the 2002 BPCA included giving priority status to pediatric supplemental applications; the establishment of an FDA Office of Pediatric Therapeutics (OPT); the definition of pediatric age groups to include neonates; and a direction to the Secretary to contract with the IOM for a review of regulations, federally prepared or supported reports, and federally supported evidence–based research, all relating to clinical research involving children. The IOM report to Congress was also to include recommendations on best practices relating to research involving children.

Title V of FDAAA again reauthorizes the pediatric exclusivity program, amending FFDCA 505A to sunset on October 1, 2012. It also encourages research on off–patent products, strengthens the requirements for labeling changes based on the results of pediatric use studies, and provides for the reporting of adverse events.

FDAAA authorizes the Secretary to grant additional marketing exclusivity, for both new drugs and drugs already on the market, only after a sponsor has completed and reported on the studies that the Secretary has requested in writing, including appropriate formulations of the drug for each age group of interest, and after any appropriate labeling changes are approved, all within the agreed upon time frames. An applicant who turns down a request on the grounds that developing appropriate pediatric formulations of the drug is not possible must provide evidence to support that claim.

The new law requires that the sponsor propose pediatric labeling resulting from the studies. For a product studied under this section, the labeling must include study results and the Secretary's determination whether those results demonstrate the dnig,s safety and effectiveness (if the results do or do not indicate safety and effectiveness, or if they are inconclusive). The product sponsor must disseminate labeling change information to health care providers, and the Commissioner must report to the Secretary on the review of all adverse event reports and recommendations on actions in response. Other provisions of the law set time frames for the actions it requires.

Public notice requirements are expanded beyond the current notice of an exclusivity decision to include copies of the written request. The Secretary must also publicly identify any drug with a developed pediatric formulation that studies had demonstrated to be safe and effective for children that an applicant has not introduced onto the market within one year.

A new dispute resolution process includes referral to the Pediatric Advisory Committee. The internal review committee, which FDAAA Title Ⅳ requires the Secretary to establish, must review all written requests. The Secretary, with that committee, must track all pediatric studies and labeling changes according to specified questions.

Other provisions require applicants to submit, along with the report of requested studies, all postmarket adverse event reports regarding that drug; refine study scope to allow the Secretary to include preclinical studies; and except from exclusivity any drug with another exclusivity that is to expire in less than nine months.

FDAAA amends PHSA Section 4091 (as discussed earlier), which required that the Secretary, through the NIH Director and in consultation with the Coimnissioner and pediatric research experts, list approved drugs for which pediatric studies are needed to assess safety and effectiveness. It changes the specifications from an annual list of approved drugs to a list, revised every three years, of priority study needs in pediatric therapeutics, including drugs or indications.

If the Secretary determines there is a need for pediatric information for a drug for which pediatric studies have not been completed, the Secretary must either issue a proposal to award a grant to conduct such studies, if fimds are available through FNIH, or refer the drug for inclusion on the list,established under PHSA Section 4091. FDAAA also requires reports from the IOM and the GAO.

The provisions in Title Ⅴ of FDAAA make up the following two tables: the first addressing amendments to FFDCA, the second relating to PHSA.

附录三 21 USC 355a Pediatric studies of drugs

21 USC 355a: Pediatric studies of drugs Text contains those laws in effect on November 23, 2015

From Title 21–FOOD AND DRUGS CHAPTER 9–FEDERAL FOOD, DRUG, AND COSMETIC ACT SUBCHAPTER V–DRUGS AND DEVICES Part A–Drugs and Devices

Jump To: Source Credit References In Text Amendments Effective Date Miscellaneous

§ 355a. Pediatric studies of drugs

(a) Definitions

As used in this section, the term "pediatric studies" or "studies" means at least one clinical investigation (that, at the Secretary's discretion, may include pharmacokinetic studies) in pediatric age groups (including neonates in appropriate cases) in which a drug is anticipated to be used, and, at the discretion of the Secretary, may include preclinical studies.

(b) Market exclusivity for new drugs

(1) In general

Except as provided in paragraph (2), if, prior to approval of an application that is submitted under section 355(b)(1) of this title, the Secretary determines that information relating to the use of a new drug in the pediatric population may produce health benefits in that population, the Secretary makes a written request for pediatric studies (which shall include a timeframe for completing such studies), the applicant agrees to the request, such studies are completed using appropriate formulations for each age group for which the study is requested within any such timeframe, and the reports thereof are submitted and accepted in accordance with subsection (d)(3)–

(A)(i)(l) the period referred to in subsection (c)(3)(E)(ii) of section 355 of this title, and in subsection (j)(5)(F)(ii) of such section, is deemed to be five years and six months rather than five years, and the references in subsections (c)(3)(E)(ii) and (j)(5)(F)(ii) of such section to four years, to forty–eight months, and to seven and one–half years are deemed to be four and one–half years, fifty–four months, and eight years, respectively; or

(Ⅱ) the period referred to in clauses (iii) and (iv) of subsection

(c) (3)(E) of such section, and in clauses (iii) and (iv) of subsection (j)(5)(F) of such section, is deemed to be three years and six months rather than three years; and

(ii) if the drug is designated under section 360bb of this title for a rare disease or condition, the period referred to in section 360cc(a) of this title is deemed to be seven years and six months rather than seven years; and

(B)(i) if the drug is the subject of–

(Ⅰ) a listed patent for which a certification has been submitted under subsection (b)(2)(A)(ii) or (j)(2)(A)(vii)(Ⅱ) of section 355 of this title and for which pediatric studies were submitted prior to the expiration of the patent (including any patent extensions); or

(Ⅱ) a listed patent for which a certification has been submitted under subsections (b)(2)(A)(iii) or (j)(2)(A)(vii)(Ⅲ) of section 355 of this title,

the period during which an application may not be approved under section 355(c)(3) of this title or section 355(j)(5)(B) of this title shall be extended by a period of six months after the date the patent expires (including any patent extensions); or (ii) if the drug is the subject of a listed patent for which a certification has been submitted under subsection (b)(2)(A)(iv) or (j)(2)(A)(vii)(Ⅳ) of section 355 of this title, and in the patent infringement litigation resulting from the certification the court determines that the patent is valid and would be infringed, the period during which an application may not be approved under section 355(c)(3) of this title or section 355(j)(5)(B) of this title shall be extended by a period of six months after the date the patent expires (including any patent extensions).

(2) Exception

The Secretary shall not extend the period referred to in paragraph (1)(A) or (1)(B) if the determination made under subsection (d)(3) is made later than 9 months prior to the expiration of such period.

(c) Market exclusivity for already–marketed drugs

(1) In general

Except as provided in paragraph (2), if the Secretary determines that information relating to the use of an approved drug in the pediatric population may produce health benefits in that population and makes a written request to the holder of an approved application under section 355(b)(1) of this title for pediatric studies (which shall include a timeframe for completing such studies), the holder agrees to the request, such studies are completed using appropriate formulations for each age group for which the study is requested within any such timeframe, and the reports thereof are submitted and accepted in accordance with subsection (d)(3)–

(A)(i)(Ⅰ) the period referred to in subsection (c)(3)(E)(ii) of section 355 of this title, and in subsection (j)(5)(F)(ii) of such section, is deemed to be five years and six months rather than five years, and the references in subsections (c)(3)(E)(ii) and (j)(5)(F)(ii) of such section to four years, to forty–eight months, and to seven and one–half years are deemed to be four and one–half years, fifty–four months, and eight years, respectively; or

(Ⅱ) the period referred to in clauses (iii) and (iv) of subsection (c)(3)(D) of such section, and in clauses (iii) and (iv) of subsection (j)(5)(F) of such section, is deemed to be three years and six months rather than three years; and (ii) if the drug is designated under section 360bb of this title for a rare disease or condition, the period referred to in section 360cc(a) of this title is deemed to be seven years and six months rather than seven years; and

(B)(i) if the drug is the subject of–

(Ⅰ) a listed patent for which a certification has been submitted under subsection (b)(2)(A)(ii) or (j)(2)(A)(vii)(Ⅱ) of section 355 of this title and for which pediatric studies were submitted prior to the expiration of the patent (including any patent extensions); or

(Ⅱ) a listed patent for which a certification has been submitted under subsection (b)(2)(A)(iii) or (j)(2)(A)(vii)(Ⅲ) of section 355 of this title,

the period during which an application may not be approved under section

355(c)(3) of this title or section 355(j)(5)(B)(ii) of this title shall be extended by a period of six months after the date the patent expires (including any patent extensions); or

(ii) if the drug is the subject of a listed patent for which a certification has been submitted under subsection (b)(2)(A)(iv) or (j)(2)(A)(vii)(Ⅳ) of section 355 of this title, and in the patent infringement litigation resulting from the certification the court determines that the patent is valid and would be infringed, the period during which an application may not be approved under section 355(c)(3) of this title or section 355(j)(5)(B) of this title shall be extended by a period of six months after the date the patent expires (including any patent extensions).

(2) Exception

The Secretary shall not extend the period referred to in paragraph (1)(A) or (1)(B) if the determination made under subsection (d)(3) is made later than 9 months prior to the expiration of such period.

(d) Conduct of pediatric studies

(1) Request for studies

(A)In general

The Secretary may, after consultation with the sponsor of an application for an investigational new drug under section 355(i) of this title, the sponsor of an application for a new drug under section 355(b)(1) of this title, or the holder of an approved application for a drug under section 355(b)(1) of this title, issue to the sponsor or holder a written request for the conduct of pediatric studies for such drug. In issuing such request, the Secretary shall take into account adequate representation of children of ethnic and racial minorities. Such request to conduct pediatric studies shall be in writing and shall include a timeframe for such studies and a request to the sponsor or holder to propose pediatric labeling resulting from such studies. If a request under this subparagraph does not request studies in neonates, such request shall include a statement describing the rationale for not requesting studies in neonates.

(B)Single written request

A single written request–

(i) may relate to more than one use of a drug; and

(ii) may include uses that are both approved and unapproved.

(2) Written request for pediatric studies

(A)Request and response

(i) In general

If the Secretary makes a written request for pediatric studies (including neonates, as appropriate) under subsection (b) or (c), the applicant or holder, not later than 180 days after receiving the written request, shall respond to the Secretary as to the intention of the applicant or holder to act on the request by–

(I) indicating when the pediatric studies will be initiated, if the applicant or holder agrees to the request; or

(II) indicating that the applicant or holder does not agree to the request and stating the reasons for declining the request.

(ii) Disagree with request

If, on or after September 27, 2007, the applicant or holder does not agree to the request on the grounds that it is not possible to develop the appropriate pediatric formulation, the applicant or holder shall submit to the Secretary the reasons such pediatric formulation cannot be developed.

(B) Adverse event reports

An applicant or holder that, on or after September 27, 2007, agrees to the request for such studies shall provide the Secretary, at the same time as the submission of the reports of such studies, with all postmarket adverse event reports regarding the drug that is the subject of such studies and are available prior to submission of such reports.

(3) Meeting the studies requirement

Not later than 180 days after the submission of the reports of the studies, the Secretary shall accept or reject such reports and so notify the sponsor or holder. The Secretary's only responsibility in accepting or rejecting the reports shall be to determine, within the 180–day period, whether the studies fairly respond to the written request, have been conducted in accordance with commonly accepted scientific principles and protocols, and have been reported in accordance with the requirements of the Secretary for filing.

(4) Effect of subsection

Nothing in this subsection alters or amends section 331 (1) of this title or section 552 of title 5 or section 1905 of title 18.

(5) Consultation

With respect to a drug that is a qualified countermeasure (as defined in section 247d–6a of title 42), a security countermeasure (as defined in section 247d–6b of title 42), or a qualified pandemic or epidemic product (as defined in section 247d–6d of title 42), the Secretary shall solicit input from the Assistant Secretary for Preparedness and Response regarding the need for and, from the Director of the Biomedical Advanced Research and Development Authority regarding the conduct of, pediatric studies under this section.

(e) Notice of determinations on studies requirement

(1) In general

The Secretary shall publish a notice of any determination, made on or after September 27, 2007, that the requirements of subsection (d) have been met and that submissions and approvals under subsection (b)(2) or (j) of section 355 of this title for a drug will be subject to the provisions of this section. Such notice shall be published not later than 30 days after the date of the Secretary's determination regarding market exclusivity and shall include a copy of the written request made under subsection (b) or (c).

(2) Identification of certain drugs

The Secretary shall publish a notice identifying any drug for which, on or after September 27, 2007, a pediatric formulation was developed, studied, and found to be safe and effective in the pediatric population (or specified subpopulation) if the pediatric formulation for such drug is not introduced onto the market within one year after the date that the Secretary publishes the notice described in paragraph (1). Such notice identifying such drug shall be published not later than 30 days after the date of the expiration of such one year period.

(f) Internal review of written requests and pediatric studies

(1) Internal review

The Secretary shall utilize the internal review committee established under section 355d of this title to review all written requests issued on or after September 27, 2007, in accordance with paragraph (2).

(2) Review of written requests

The committee referred to in paragraph (1) shall review all written requests issued pursuant to this section prior to being issued.

(3) Review of pediatric studies

The committee referred to in paragraph (1) may review studies conducted pursuant to this section to make a recommendation to the Secretary whether to accept or reject such reports under subsection (d)(3).

(4) Activity by committee

The committee referred to in paragraph (1) may operate using appropriate members of such committee and need not convene all members of the committee.

(5) Documentation of committee action

For each drug, the committee referred to in paragraph (1) shall document, for each activity described in paragraph (2) or (3), which members of the committee participated in such activity.

(6) Tracking pediatric studies and labeling changes

The Secretary, in consultation with the committee referred to in paragraph (1), shall track and make available to the public, in an easily accessible manner, including through posting on the Web site of the Food and Drug Administration–

(A)the number of studies conducted under this section and under section 284m of title 42;

(B)the specific drugs and drug uses, including labeled and off- labeled indications, studied under such sections;

(C)the types of studies conducted under such sections, including trial design, the number of pediatric patients studied, and the number of centers and countries involved;

(D)the number of pediatric formulations developed and the number of pediatric formulations not developed and the reasons such formulations were not developed;

(E)the labeling changes made as a result of studies conducted under such sections;

(F)an annual summary of labeling changes made as a result of studies conducted under such sections for distribution pursuant to subsection (k)(2); and

(G)information regarding reports submitted on or after September 27, 2007.

(g) Limitations

Notwithstanding subsection (c)(2), a drug to which the six–month period under subsection (b) or (c) has already been applied–

(1) may receive an additional six–month period under subsection (c)(1)(A)(i)(Ⅱ) for a supplemental application if all other requirements under this section are satisfied, except that such drug may not receive any additional such period under subsection (c)(1)(B); and

(2) may not receive any additional such period under subsection (c)(1)(A)(ii).

(h) Relationship to pediatric research requirements

Exclusivity under this section shall only be granted for the completion of a study or studies that are the subject of a written request and for which reports are submitted and accepted in accordance with subsection (d)(3). Written requests under this section may consist of a study or studies required under section 355c of this title.

(i) Labeling changes

(1) Priority status for pediatric applications and supplements

Any application or supplement to an application under section 355 of this title proposing a labeling change as a result of any pediatric study conducted pursuant to this section–

(A)shall be considered to be a priority application or supplement; and

(B)shall be subject to the performance goals established by the Commissioner for priority drugs.

(2) Dispute resolution

(A)Request for labeling change and failure to agree

If, on or after September 27, 2007, the Commissioner determines that the sponsor and the Commissioner have been unable to reach agreement on appropriate changes to the labeling for the drug that is the subject of the application, not later than 180 days after the date of submission of the application–

(i) the Commissioner shall request that the sponsor of the application make any labeling change that the Commissioner determines to be appropriate; and

(ii) if the sponsor of the application does not agree within 30 days after the Commissioner's request to make a labeling change requested by the Commissioner, the Commissioner shall refer the matter to the Pediatric Advisory Committee.

(B) Action by the Pediatric Advisory Committee

Not later than 90 days after receiving a referral under subparagraph

(A)(ii), the Pediatric Advisory Committee shall–

(i) review the pediatric study reports; and

(ii) make a recommendation to the Commissioner concerning appropriate labeling changes, if any.

(C) Consideration of recommendations

The Commissioner shall consider the recommendations of the Pediatric Advisory Committee and, if appropriate, not later than 30 days after receiving the recommendation, make a request to the sponsor of the application to make any labeling change that the Commissioner determines to be appropriate.

(D)Misbranding

If the sponsor of the application, within 30 days after receiving a request under subparagraph (C), does not agree to make a labeling change requested by the Commissioner, the Commissioner may deem the drug that is the subject of the application to be misbranded.

(E) No effect on authority

Nothing in this subsection limits the authority of the United States to bring an enforcement action under this chapter when a drug lacks appropriate pediatric labeling. Neither course of action (the Pediatric Advisory Committee process or an enforcement action referred to in the preceding sentence) shall preclude, delay, or serve as the basis to stay the other course of action.

(j) Other labeling changes

If, on or after September 27, 2007, the Secretary determines that a pediatric study conducted under this section does or does not demonstrate that the drug that is the subject of the study is safe and effective, including whether such study results are inconclusive, in pediatric populations or subpopulations, the Secretary shall order the labeling of such product to include information about the results of the study and a statement of the Secretary's determination.

(k) Dissemination of pediatric information

(1) In general

Not later than 210 days after the date of submission of a report on a pediatric study under this section, the Secretary shall make available to the public the medical, statistical, and clinical pharmacology reviews of pediatric studies conducted under subsection (b) or (c).

(2) Dissemination of information regarding labeling changes

Beginning on September 27, 2007, the Secretary shall include as a requirement of a written request that the sponsors of the studies that result in labeling changes that are reflected in the annual summary developed pursuant to subsection (f)(6)(F) distribute, at least annually (or more frequently if the Secretary determines that it would be beneficial to the public health), such information to physicians and other health care providers.

(3) Effect of subsection

Nothing in this subsection alters or amends section 331 (1) of this title or section 552 of title 5 or section 1905 of title 18.

(l) Adverse event reporting

(1) Reporting in first 18-month period

Beginning on September 27, 2007, during the 18-month period beginning on the date a labeling change is approved pursuant to subsection (i), the Secretary shall ensure that all adverse event reports that have been received for such drug (regardless of when such report was received) are referred to the Office of Pediatric Therapeutics established under section 393a of this title. In considering the reports, the Director of such Office shall provide for the review of the reports by the Pediatric Advisory Committee, including obtaining any recommendations of such Committee regarding whether the Secretary should take action under this chapter in response to such reports.

(2) Reporting in subsequent periods

Following the 18–month period described in paragraph (1), the Secretary shall, as appropriate, refer to the Office of Pediatric Therapeutics all pediatric adverse event reports for a drug for which a pediatric study was conducted under this section. In considering such reports, the Director of such Office may provide for the review of such reports by the Pediatric Advisory Committee, including obtaining any recommendation of such Committee regarding whether the Secretary should take action in response to such reports.

(3) Preservation of authority

Nothing in this subsection shall prohibit the Office of Pediatric Therapeutics from providing for the review of adverse event reports by the Pediatric Advisory Committee prior to the 18–month period referred to in paragraph (1), if such review is necessary to ensure safe use of a drug in a pediatric population.

(4) Effect

The requirements of this subsection shall supplement, not supplant, other review of such adverse event reports by the Secretary.

(m) Clarification of interaction of market exclusivity under this section and market exclusivity awarded to an applicant for approval of a drug under section 355(j) of this title

If a 180–day period under section 355(j)(5)(B)(iv) of this title overlaps with a 6– month exclusivity period under this section, so that the applicant for approval of a drug under section 355(j) of this title entitled to the 180–day period under that section loses a portion of the 180–day period to which the applicant is entitled for the drug, the 180–day period shall be extended from–

(1) the date on which the 180–day period would have expired by the number of days of the overlap, if the 180–day period would, but for the application of this subsection, expire after the 6–month exclusivity period; or

(2) the date on which the 6–month exclusivity period expires, by the number of days of the overlap if the 180–day period would, but for the application of this subsection, expire during the six–month exclusivity period.

(n) Referral if pediatric studies not submitted

(1) In general

Beginning on September 27, 2007, if pediatric studies of a drug have not been submitted by the date specified in the written request issued or if the applicant or holder does not agree to the request under subsection (d) and if the Secretary, through the committee established under section 355d of this title, determines that there is a continuing need for information relating to the use of the drug in the pediatric population (including neonates, as appropriate), the Secretary shall carry out the following:

(A)For a drug for which a listed patent has not expired, or for which a period of exclusivity eligible for extension under subsection (b)(1) or

(c) (1) of this section or under subsection (m)(2) or (m)(3) of section 262 of title 42 has not ended, make a determination regarding whether an assessment shall be required to be submitted under section 355c(b) of this title.

(B)For a drug that has no unexpired listed patents and for which no unexpired periods of exclusivity eligible for extension under subsection (b)(1) or (c)(1) of this section or under subsection (m)(2) or (m)(3) of section 262 of title 42 apply, the Secretary shall refer the drug for inclusion on the list established under section 284m of title 42 for the conduct of studies.

(C)For a drug that is a qualified countermeasure (as defined in section 247d–6a of title 42), a security countermeasure (as defined in section 247d–6b of title 42), or a qualified pandemic or epidemic product (as defined in section 247d–6d of title 42), in addition to any action with respect to such drug under subparagraph

(A) or (B), the Secretary shall notify the Assistant Secretary for Preparedness and Response and the Director of the Biomedical Advanced Research and Development Authority of all pediatric studies in the written request issued by the Commissioner of Food and Drugs.

(2) Public notice

The Secretary shall give the public notice of a decision under paragraph (1)(A) not to require an assessment under section 355c of this title and the basis for such decision.

(3) Effect of subsection

Nothing in this subsection alters or amends section 331(j) of this title or section 552 of title 5 or section 1905 of title 18.

(o) Prompt approval of drugs under section 355(j) when pediatric information is added to labeling

(1) General rule

A drug for which an application has been submitted or approved under section 355(j) of this title shall not be considered ineligible for approval under that section or misbranded under section 352 of this title on the basis that the labeling of the drug omits a pediatric indication or any other aspect of labeling pertaining to pediatric use when the omitted indication or other aspect is protected by patent or by exclusivity under clause (iii) or (iv) of section 355(j)(5)(F) of this title.

(2) Labeling

Notwithstanding clauses (iii) and (iv) of section 355(j)(5)(F) of this title, the Secretary may require that the labeling of a drug approved under section 355(j) of this title that omits a pediatric indication or other aspect of labeling as described in paragraph (1) include–

(A)a statement that, because of marketing exclusivity for a manufacturer–

(i) the drug is not labeled for pediatric use; or

(ii) in the case of a drug for which there is an additional pediatric use not referred to in paragraph (1), the drug is not labeled for the pediatric use under paragraph (1); and

(B)a statement of any appropriate pediatric contraindications, warnings, precautions, or other information that the Secretary considers necessary to assure safe use.

(3) Preservation of pediatric exclusivity and other provisions

This subsection does not affect–

(A)the availability or scope of exclusivity under this section;

(B)the availability or scope of exclusivity under section 355 of this title for pediatric formulations;

(C)the question of the eligibility for approval of any application under section 355(j) of this title that omits any other conditions of approval entitled to exclusivity under clause (iii) or (iv) of section 355(j)(5)(F) of this title; or

(D)except as expressly provided in paragraphs (1) and (2), the operation of section 355 of this title.

(p) Institute of Medicine study

Not later than 3 years after September 27, 2007, the Secretary shall enter into a contract with the Institute of Medicine to conduct a study and report to Congress regarding the written requests made and the studies conducted pursuant to this section. The Institute of Medicine may devise an appropriate mechanism to review a representative sample of requests made and studies conducted pursuant to this section in order to conduct such study. Such study shall–

(1) review such representative written requests issued by the Secretary since 1997 under subsections (b) and (c);

(2) review and assess such representative pediatric studies conducted under subsections (b) and (c) since 1997 and labeling changes made as a result of such studies;

(3) review the use of extrapolation for pediatric subpopulations, the use of alternative endpoints for pediatric populations, neonatal assessment tools, and ethical issues in pediatric clinical trials;

(4) review and assess the number and importance of biological products for children that are being tested as a result of the amendments made by the Biologics

Price Competition and Innovation Act of 2009 and the importance for children, health care providers, parents, and others of labeling changes made as a result of such testing;

(5) review and assess the number, importance, and prioritization of any biological products that are not being tested for pediatric use; and

(6) offer recommendations for ensuring pediatric testing of biological products, including consideration of any incentives, such as those provided under this section or section 262(m) of title 42.

(June 25, 1938, ch. 675, § 505A, as added Pub. L. 105–115, title Ⅰ, § 111, Nov. 21, 1997, 111 Stat. 2305; amended Pub. L. 107–109, § § 2, 4, 5(b)(2), 7–11 (3) ,18(a), 19, Jan. 4, 2002, 115 Stat. 1408 , 1411, 1413–1415, 1423, 1424; Pub. L. 108–155, § § 2(b)(2), 3(a), (b)(1), Dec. 3, 2003, 117 Stat. 1941 ; Pub. L. 108–173, title Ⅺ, § 1104, Dec. 8, 2003, 117 Stat. 2461 ; Pub. L. 110–85, title Ⅴ, § 502(a)(1), Sept. 27, 2007, 121 Stat. 876; Pub. L. 111–148, title Ⅶ, § 7002(g)(2)(B), Mar. 23, 2010, 124 Stat. 820 ; Pub. L. 112–144, title Ⅴ, § § 501(a), 502(a)(1), (b), 509(a), July 9, 2012, 126 Stat. 1039 , 1040, 1047; Pub. L. 113–5, title Ⅲ, § 307 (3) ,Mar. 13, 2013, 127 Stat. 191 .)

附录四 The Paediatric Regulation–Regulation (EC)–reg_2006_1901_en

I

(*Acts whose publication is obligatory*)

REGULATION (EC) No 1901/2006 OF THE EUROPEAN PARLIAMENT AND OF THE COUNCIL of 12 December 2006 on medicinal products for paediatric use and amending Regulation (EEC) No 1768/92, Directive 2001/20/EC, Directive 2001/83/EC and Regulation (EC) No 726/2004

(Text with EEA relevance)

THE EUROPEAN PARLIAMENT AND THE COUNCIL OF THE EUROPEAN UNION,

Having regard to the Treaty establishing the European Community, and in particular Article 95 thereof,

Having regard to the proposal from the Commission,

Having regard to the Opinion of the European Economic and Social Committee

Having consulted the Committee of the Regions,

Acting in accordance with the procedure referred to in Article 251 of the Treaty

Whereas:

(1) Before a medicinal product for human use is placed on the market in one or more Member States, it generally has to have undergone extensive studies, including preclinical tests and clinical trials, to ensure that it is safe, of high quality and effective for use in the target population.

(2) Such studies may not have been undertaken for use in the paediatric population and many of the medicinal products currently used to treat the paediatric population have not been studied or authorised for such use. Market forces alone have proven insufficient to stimulate adequate research into, and the development and authorisation of, medicinal products for the paediatric population.

(3) Problems resulting from the absence of suitably adapted medicinal products for the paediatric population include inadequate dosage information which leads to

increased risks of adverse reactions including death, ineffective treatment through under–dosage, non–availability to the paediatric population of therapeutic advances, suitable formulations and routes of administration, as well as use of magistral or officinal formulations to treat the paediatric population which may be of poor quality.

(4) This Regulation aims to facilitate the development and accessibility of medicinal products for use in the paediatric population, to ensure that medicinal products used to treat the paediatric population are subject to ethical research of high quality and are appropriately authorised for use in the paediatric population, and to improve the information available on the use of medicinal products in the various paediatric populations. These objectives should be achieved without subjecting the paediatric population to unnecessary clinical trials and without delaying the authorisation of medicinal products for other age populations.

(5) While taking into account the fact that the regulation of medicinal products must be fundamentally aimed at safeguarding public health, this aim must be achieved by means that do not impede the free movement of safe medicinal products within the Community. The differences between the national legislative, regulatory and administrative provisions on medicinal products tend to hinder intra–Community trade and therefore directly affect the operation of the internal market. Any action to promote the development and authorisation of medicinal products for paediatric use is therefore justified with a view to preventing or eliminating these obstacles. Article 95 of the Treaty is therefore the proper legal basis.

(6) The establishment of a system of both obligations and rewards and incentives has proved necessary to achieve these objectives. The precise nature of these obligations and rewards and incentives should take account of the status of the particular medicinal product concerned. This Regulation should apply to all the medicinal products required for paediatric use and therefore its scope should cover products under development and yet– to–be authorised, authorised products covered by intellectual property rights and authorised products no longer covered by intellectual property rights.

(7) Any concerns about conducting trials in the paediatric population should be balanced by the ethical concerns about giving medicinal products to a population in which they have not been appropriately tested. Public health threats from the use of untested medicinal products in the paediatric population can be safely addressed through the study of medicinal products for the paediatric population, which should be carefully controlled and monitored through the specific requirements for the protection of the paediatric population who take part in clinical trials in the Community laid down in Directive 2001/20/EC of the European Parliament and of the Council of 4 April 2001 on the approximation of the laws, regulations and administrative provisions of the Member States relating to the implementation of good clinical practice in the conduct of clinical trials on medicinal products for human use .

(8) It is appropriate to create a scientific committee, the Paediatric Committee, within the European Medicines Agency, hereinafter 'the Agenc',with expertise and competence in the development and assessment of all aspects of medicinal products to treat paediatric populations. The rules on scientific committees of the Agency, as laid down in Regulation (EC) No 726/2004 should apply to the Paediatric Committee. Members of the Paediatric Committee should therefore not have financial or other interests in the pharmaceutical industry which could affect their impartiality, should undertake to act in the public interest and in an independent manner, and should make an annual declaration of their financial interests. The Paediatric Committee should be primarily responsible for the scientific assessment and agreement of paediatric investigation plans and for the system of waivers and deferrals thereof; it should also be central to various support measures contained in this Regulation. In its work, the Paediatric Committee should consider the potential significant therapeutic benefits for the paediatric patients involved in the studies or the paediatric population at large including the need to avoid unnecessary studies. The Paediatric Committee should follow existing Community requirements, including Directive 2001/20/ EC,as well as International Conference on Harmonisation (ICH) guideline E11 on the development of medicinal products

for the paediatric population, and it should avoid any delay in the authorisation of medicinal products for other populations deriving from the require¬ments for studies in the paediatric population.

(9) Procedures should be established for the Agency to agree and modify a paediatric investigation plan, which is the document upon which the development and authorisation of medicinal products for the paediatric population should be based. The paediatric investigation plan should include details of the timing and the measures proposed to demonstrate the quality, safety and efficacy of the medicinal product in the paediatric population. Since the paediatric population is in fact composed of a number of population subsets, the paediatric investigation plan should specify which population subsets need to be studied,by what means and by when.

(10) The introduction of the paediatric investigation plan in the legal framework concerning medicinal products for human use aims at ensuring that the development of medicinal products that are potentially to be used for the paediatric population becomes an integral part of the development of medicinal products, integrated into the development programme for adults. Thus, paediatric investigation plans should be submitted early during product development, in time for studies to be conducted in the paediatric population, where appropriate, before marketing authorisation applications are submitted. It is appropriate to set a deadline for the submission of a paediatric investigation plan in order to ensure early dialogue between the sponsor and the Paediatric Committee. Furthermore,early submission of a paediatric investigation plan, combined with the submission of a deferral request as described below, will avoid delaying the authorisation for other populations. As the development of medicinal products is a dynamic process dependent on the result of ongoing studies, provision should be made for modifying an agreed plan where necessary.

(11) It is necessary to introduce a requirement for new medicinal products and for authorised medicinal products covered by a patent or a supplementary protection certificate to present either the results of studies in the paediatric population in

accordance with an agreed paediatric investigation plan or proof of having obtained a waiver or deferral, at the time of filing a marketing authorisation application or an application for a new indication, new pharmaceutical form or new route of administration. The paediatric investigation plan should be the basis upon which compliance with that requirement is judged. However, that requirement should not apply to generics or similar biological medicinal products and medicinal products authorised through the well–established medicinal use procedure, nor to homeopathic medicinal products and traditional herbal medicinal products authorised through the simplified registration procedures of Directive 2001/83/EC of the European Parliament and of the Council of 6 November 2001 on the Community code relating to medicinal products for human use .

(12) Provision should be made for research into the paediatric use of medicinal products which are not protected by a patent or supplementary protection certificate to be financed under Community research programmes.

(13) In order to ensure that research in the paediatric popula¬tion is only conducted to meet their therapeutic needs, there is a need to establish procedures for the Agency to waive the requirement referred to in Recital (11) for specific products or for classes or part of classes of medicinal products, these waivers being then made public by the Agency. As knowledge of science and medicine evolves over time, provision should be made for the lists of waivers to be amended. However, if a waiver is revoked, that requirement should not apply for a given period in order to allow time for at least a paediatric investigation plan to be agreed and studies in the paediatric population to be initiated before an application for marketing authorisation is submitted.

(14) In certain cases, the Agency should defer the initiation or completion of some or all of the measures contained in a paediatric investigation plan, with a view to ensuring that research is conducted only when safe and ethical and that the requirement for study data in the paediatric population does not block or delay the authorisation of medicinal products for other populations.

(15) Free scientific advice should be provided by the Agency as an incentive

to sponsors developing medicinal products for the paediatric population. To ensure scientific consistency, the Agency should manage the interface between the Paediatric Committee and the Scientific Advice Working Group of the Committee for Medicinal Products for Human Use, as well as the interaction between the Paediatric Committee and the other Community committees and working groups concerning medicinal products.

(16) The existing procedures for the marketing authorisation of medicinal products for human use should not be changed. However, from the requirement referred to in Recital (11) it follows that competent authorities should check compliance with the agreed paediatric investigation plan and any waivers and deferrals at the existing validation step for marketing authorisation applications. The assessment of quality, safety and efficacy of medicinal products for the paediatric population and the granting of marketing authorisations should remain the remit of the competent authorities. Provision should be made for the Paediatric Committee to be asked for its opinion on compliance and on the quality, safety and efficacy of a medicinal product in the paediatric population.

(17) To provide healthcare professionals and patients with information on the safe and effective use of medicinal products in the paediatric population and as a transparency measure, information on the results of studies in the paediatric population, as well as on the status of the paediatric investigation plans, waivers and deferrals, should be included in product information. When all the measures in the paediatric investigation plan have been complied with, that fact should be recorded in the marketing authorisation, and should then be the basis upon which companies can obtain the rewards for compliance.

(18) In order to identify medicinal products authorised for use in the paediatric population and enable their prescription, provision should be made for the labels of medicinal products granted an indication for use in the paediatric population to display a symbol which will be selected by the Commission on a recommendation by the Paediatric Committee.

(19) In order to establish incentives for authorised products no longer

covered by intellectual property rights, it is necessary to establish a new type of marketing authorisation, the Paediatric Use Marketing Authorisation. A Paediatric Use Marketing Authorisation should be granted through existing marketing authorisation procedures but should apply specifically for medicinal products developed exclusively for use in the paediatric population. It should be possible for the name of the medicinal product that has been granted a Paediatric Use Marketing Authorisation to retain the existing brand name of the corresponding product authorised for adults, in order to capitalise on existing brand recognition, while benefiting from the data exclusivity associated with a new marketing authorisation.

(20) An application for a Paediatric Use Marketing Authorisation should include the submission of data concerning use of the product in the paediatric population, collected in accordance with an agreed paediatric investigation plan. These data may be derived from the published literature or from new studies. An application for a Paediatric Use Marketing Authorisation should also be able to refer to data contained in the dossier of a medicinal product which is or has been authorised in the Community. This is intended to provide an additional incentive to encourage small and mediumsized enterprises, including generic companies, to develop off–patent medicinal products for the paediatric population.

(21) This Regulation should include measures to maximise access by the Community population to new medicinal products tested and adapted for paediatric use, and to minimise the chance of Community–wide rewards and incentives being granted without sections of the Community paediatric population benefiting from the availability of a newly authorised medicine. An application for a marketing authorisation, including an application for a Paediatric Use Marketing Authorisation, which contains the results of studies conducted in compliance with an agreed paediatric investigation plan should be eligible for the Community centralised procedure set out in Articles 5 to 15 of Regulation (EC) No 726/2004.

(22) When an agreed paediatric investigation plan has led to the authorisation of a paediatric indication for a product already marketed for other indications, the

marketing authorisation holder should be obliged to place the product on the market, taking into account the paediatric information, within two years of the date of approval of the indication. That requirement should relate only to products already authorised, but not to medicinal products authorised via a Paediatric Use Marketing Authorisation.

(23) An optional procedure should be established to make it possible to obtain a single Community–wide opinion for a nationally authorised medicinal product when data on the paediatric population following an agreed paediatric investigation plan form part of the marketing authorisation application. To achieve this, the procedure set out in Articles 32, 33 and 34 of Directive 2001/83/EC could be used. This will allow the adoption of a Community harmonised Decision on use of that medicinal product in the paediatric population and its inclusion in all national product information.

(24) It is essential to ensure that pharmacovigilance mechanisms are adapted to meet the specific challenges of collecting safety data in the paediatric population, including data on possible long–term effects. Efficacy in the paediatric population may also need additional study following authorisation. Therefore, an additional requirement for applying for a marketing authorisation that includes the results of studies conducted in compliance with an agreed paediatric investigation plan should be an obligation for the applicant to indicate how he proposes to ensure the long–term follow–up of possible adverse reactions to the use of the medicinal product and efficacy in the paediatric population. Additionally, where there is a particular cause for concern, the applicant should submit and implement a risk management system and/or perform specific post–marketing studies as a condition for the granting of the marketing authorisation.

(25) It is necessary in the interests of public health to ensure the continuing availability of safe and effective medicinal products authorised for paediatric indications developed as a result of this Regulation. If a marketing authorisation holder intends to withdraw such a medicinal product from the market then arrangements should be in place so that the paediatric population can continue to

have access to the medicinal product in question. In order to help achieve this, the Agency should be informed in good time of any such intention and should make that intention public.

(26) For products falling within the scope of the requirement to submit paediatric data, if all the measures included in the agreed paediatric investigation plan are complied with, if the product is authorised in all Member States and if relevant information on the results of studies is included in product information, a reward should be granted in the form of a 6–month extension of the supplementary protection certificate created by Council Regulation (EEC) No 1768/92. Any decisions by Member States' authorities as regards the setting of prices for medicinal products or their inclusion in the scope of national health insurance schemes have no bearing on the granting of this reward.

(27) An application for an extension of the duration of the certificate pursuant to this Regulation should only be admissible where a certificate is granted pursuant to Regulation (EEC) No 1768/92.

(28) Because the reward is for conducting studies in the paediatric population and not for demonstrating that a product is safe and effective in the paediatric population, the reward should be granted even when a paediatric indication is not authorised. However, to improve the information available on the use of medicinal products in the paediatric population, relevant information on use in paediatric populations should be included in authorised product information.

(29) Under Regulation (EC) No 141/2000 of the European Parliament and of the Council of 16 December 1999 on orphan medicinal products, medicinal products designated as orphan medicinal products gain ten years of market exclusivity on the granting of a marketing authorisation for the orphan indication. As such products are frequently not patent–protected, the reward of supplementary protection certificate extension cannot be applied; when they are patent–protected, such an extension would provide a double incentive. Therefore, for orphan medicinal products, instead of an extension of the supplementary protection certificate, the ten–year period of orphan market exclusivity should be extended to twelve years if the requirement for

data on use in the paediatric population is fully met.

(30) The measures provided for in this Regulation should not preclude the operation of other incentives or rewards. To ensure transparency on the different measures available at Community and Member State levels, the Commission should draw up a detailed list of all the incentives available, on the basis of information provided by the Member States. The measures set out in this Regulation, including the agreement of paediatric investigation plans, should not be grounds for obtaining any other Community incentives to support research, such as the funding of research projects under the multi–annual Community Framework Programmes for Research, Tech¬nological Development and Demonstration Activities.

(31) In order to increase the availability of information on the use of medicinal products in the paediatric population, and to avoid unnecessary repetition of studies in the paediatric population which do not add to the collective knowledge, the European database provided for in Article 11 of Directive 2001/20/EC should include a European register of clinical trials of medicinal products for paediatric use comprising all ongoing, prematurely terminated, and completed paediatric studies conducted both in the Community and in third countries. Part of the information concerning paediatric clinical trials entered into the database, as well as details of the results of all paediatric clinical trials submitted to the competent authorities, should be made public by the Agency.

(32) An inventory of the therapeutic needs of the paediatric population should be established by the Paediatric Committee after consultation with the Commission, the Member States and interested parties, and should be regularly updated. The inventory should identify the existing medicinal products used by the paediatric population and highlight the therapeutic needs of that population and the priorities for research and development. In this way, companies should be able easily to identify opportunities for business development; the Paediatric Committee should be able better to judge the need for medicinal products and studies when assessing draft paediatric investigation plans, waivers and deferrals; and healthcare professionals and patients should have an information source available to support their decisions

as to which medicinal products to choose.

(33) Clinical trials in the paediatric population may require specific expertise, specific methodology and, in some cases, specific facilities and should be carried out by appropriately trained investigators. A network, which links existing national and Community initiatives and study centres in order to build up the necessary competences at Community level, and which takes account of Community and third country data, would help facilitate cooperation and avoid unnecessary duplication of studies. This network should contribute to the work of strengthening the foundations of the European Research Area in the context of Community Framework Programmes for Research, Technological Development and Demonstration Activities, benefit the paediatric population and provide a source of information and expertise for industry.

(34) For certain authorised products, pharmaceutical companies may already hold data on safety or efficacy in the paediatric population. To improve the information available on the use of medicinal products in the paediatric populations, companies holding such data should be required to submit them to all competent authorities where the product is authorised. In this way the data could be assessed and, if appropriate, information should be included in the authorised product information aimed at healthcare professionals and patients.

(35) Community funding should be provided to cover all aspects of the work of the Paediatric Committee and of the Agency resulting from the implementation of this Regulation, such as the assessment of paediatric investigation plans, fee waivers for scientific advice, and information and transparency measures, including the database of paediatric studies and the network.

(36) The measures necessary for the implementation of this Regulation should be adopted in accordance with Council Decision 1999/468/EC of 28 June 1999 laying down the procedures for the exercise of implementing powers conferred on the Commission .

(37) Regulation (EEC) No 1768/92, Directive 2001/20/EC, Directive 2001/83/EC and Regulation (EC) No 726/2004 should therefore be amended accordingly.

(38) Since the objective of this Regulation, namely improving availability of medicinal products tested for paediatric use, cannot be sufficiently achieved by the Member States and can therefore be better achieved at Community level, given that this will make it possible to take advantage of the widest possible market and avoid the dispersion of limited resources, the Community may adopt measures, in accordance with the principle of subsidiarity as set out in Article 5 of the Treaty. In accordance with the principle of proportionality, as set out in that Article, this Regulation does not go beyond what is necessary in order to achieve this objective.

附录五 The Paediatric Regulation-Regulation (EC)-reg_2006_1901_en

REGULATION (EC) No 1902/2006 OF THE EUROPEAN PARLIAMENT AND OF THE COUNCIL of 20 December 2006 amending Regulation 1901/2006 on medicinal products for paediatric use

(Text with EEA relevance)

THE EUROPEAN PARLIAMENT AND THE COUNCIL OF THE EURO-

HAVE ADOPTED THIS REGULATION:

PEAN UNION,

Having regard to the Treaty establishing the European Com¬munity, in particular Article 95 thereof,

Article 1

Having regard to the proposal from the Commission,

Having regard to the opinion of the European Economic and Social Committee,

After consulting the Committee of the Regions,

Acting in accordance with the procedure laid down in Article 251 of the Treaty,

Regulation (EC) No 1901/2006 is hereby amended as follows:

1) in Article 20, paragraph 2 shall be replaced by the following:

'2. On the basis of the experience acquired as a result of the operation of this Article, the Commission may adopt provisions, in accordance with the regulatory procedure with scrutiny referred to in Article 51(2), amending or supplementing non-essential elements of this Regulation to define further the grounds for granting a deferral.';

Whereas:

(1) The measures necessary for the implementation of Regulation (EC) No 1901/2006 should be adopted in accordance with Council Decision 1999/468/EC of 28 June 1999 laying down the procedures for the exercise of implementing powers conferred on the Commission.

(2) In particular, the Commission should be empowered to define further

the grounds for granting a deferral for the initiation or completion of some or all of the measures in the paediatric investigation plan and to specify the maximum amounts as well as the conditions and methods for collection of the financial penalties for infringement of the provisions of Regulation (EC) No 1901/2006 or the implementing measures adopted pursuant to it. Since these measures are of general scope and are designed to supplement Regulation (EC) No 1901/2006 by the addition of new non–essential elements, these measures should be adopted in accordance with the regulatory procedure with scrutiny provided for in Article 5a of Decision 1999/468/EC.

2) in Article 49, paragraph 3 shall be replaced by the following:

'3. At the Agenc/s request, the Commission may impose financial penalties for infringement of the provisions of this Regulation or the implementing measures adopted pursuant to it in relation to medicinal products authorised through the procedure laid down in Regulation (EC) No 726/2004. Measures amending or supplementing non–essential elements of this Regulation concerning the maximum amounts as well as the conditions and methods for collection of those penalties shall be adopted in accordance with the regulatory procedure with scrutiny referred to in Article 51(2).';

3) in Article 51, paragraph 2 shall be replaced by the following:

'2. Where reference is made to this paragraph, Article 5a

(1) to (4) and Article 7 of Decision 1999/468/EC shall apply, having regard to the provisions of Article 8 thereof.'.

This Regulation shall enter into force on the thirtieth day following that of its publication in the Official Journal of the European Union.

This Regulation is binding in its entirety and directly applicable in all Member States.

附录六 PIP-Paediatric investigation plan

Paediatric investigation plan: Expected key elements and requirements for a new DTaP containing combination vaccine seeking marketing authorisation

Draft agreed by Paediatric Committee	23 May 2014
Comments from VWP	02 July 2014
Draft agreed by Committee for Medicinal Products for Human Use	23 July 2014
Adopted by Paediatric Committee for release for consultation	15 August 2014
Start of public consultation	23 September 2014
End of consultation (deadline for comments)	19 December 2014

Comments should be provided using this template. The completed comments form should be sent to paediatrics@ema.europa.eu.

Keywords	Child, medicine development, vaccination, DTP, paediatric investigation plan

1. Background

The EU Regulation states that any marketing authorisation (MA) application for a new medicinal product must include either the results of studies conducted in compliance with an agreed paediatric investigation plan (PIP), or an Agency decision on a waiver or on a deferred PIP. This also applies to authorised medicinal products which are protected by a Supplementary Protection Certificate (or a patent that qualifies for it), for example when a new indication is requested, and to applications for paediatric use marketing authorisation.

This document defines the study outline that applicants should follow when preparing the PIP for a new diphtheria-tetanus-acellular pertussis containing combination vaccine (e.g. pentavalent, hexavalent, heptavalent), for a priming schedule and booster dose before 2 years of age. The study design is summarised in Table 1.

The aim of this document is to avoid unnecessary clinical trials in children. Duplication of essentially similar trials with slightly different immunisation schedules is considered unethical and therefore not acceptable. The schedule proposed for clinical trials in children, i.e. two priming doses at 2 and 4 months of age (first dose at 8 to 10 weeks, second dose 8 to 10 weeks later) and a booster dose at 12 months of age (52 weeks +/– 4 weeks), has been defined by the PDCO and CHMP as the one producing data that can cover the various vaccination schedules in the individual European Member States, through extrapolation of results to immunologically less challenging schedules. Although studies with different national primary schedules are not necessary, it is recognised that additional studies with concomitant administration of some vaccines may be necessary (e.g. Men C, Men B, and rotavirus).

In addition, according to the CHMP Note for Guidance on the clinical evaluation of vaccines (CHMP/VWP/164653/2005), "as a minimum, the total data from pre–authorisation studies should be sufficient to reliably determine the nature and frequency of local and systemic adverse events occurring at a frequency > 1/1000." This pre–authorisation safety database can be achieved with additional studies focusing on safety only, reducing the overall burden of clinical trials on children.

The proposed study outline is not a full protocol and is not intended to substitute the full protocol. Elements that are not cited in Table 1 remain at the discretion of the applicant (e.g. the exclusion criteria).

The principles covered in this document are to be read in the context of present knowledge and may have to be revised. The European Medicines Agency and the PDCO may decide to revise these principles to take into account the evolution of knowledge in the field. This document is without prejudice to the PIP assessment in relation to a specific medicinal product.

2. Paediatric Investigation Plan

The proposed immunisation schedule has been endorsed by a panel of public health vaccinology experts convened by the ECDC and EMA, based on expert opinion. No clinical trial has been conducted so far with this 2 dose priming schedule.

If the test vaccine fails to demonstrate non inferiority to comparator with this schedule, additional studies with other schedules might be considered, as less restrictive schedules might still show immunogenicity. Infants following this 2 dose priming immunization schedule that develop a suboptima l immunological response shall be offered additional vaccine dose, as appropriate.

National immunisation strategies may vary in different countries regarding the number of doses and the age at immunisation of the mothers. In principle, the applicant should consider conducting the study in more than 1 country to account for infants' pre-immunisation antibody titres variability.

If infants to mothers who were immunized during pregnancy with a dTaP vaccine are to be included in the trials, that would have to be as a specific arm.

The choice of comparator for the clinical trials should be an authorised DTaP containing combination vaccine.

The choice of the pneumococcal vaccine is left to the discretion of the applicant.

Table 1: Overview of standard study to be proposed by applicants:

Study identifier	**PIP DTaP-containing combination vaccine**
Study design features and main objectives	Randomised, double-blind, controlled study to assess immunogenicity, safety and tolerability of test DTaP-containing combination vaccine compared to control vaccine, and co-administered with pneumococcal vaccine
Study population and subset definition	Healthy children of 8 to 10 weeks of age
Number of study participants by paediatric subset	At least X* evaluable 8 to 10-week old healthy infants (*the X will derive from non-inferiority margin for the immunogenicity analysis)
Study duration for participants	6-months safety follow-up after last vaccination
Dosage, treatment regimen, route of administration	Arm 1: New DTaP-containing combination vaccine, first dose at 8 to 10 weeks of age, second dose 8 to 10 weeks following the administration of first dose, booster dose at 52 weeks of age (+/- 4 weeks) co-administered with any pneumococcal vaccine

续表

Study identifier	PIP DTaP–containing combination vaccine
Control	Arm 2: Authorised DTaP–containing combination vaccine, first dose at 8 to 10 weeks of age, second dose 8 to 10 weeks following the administration of first dose, booster dose at 52 weeks of age (+/– 4 weeks), co–administered with any pneumococcal vaccine
Primary endpoint with time points of assessment	Immunogenicity: Blood sampling pre–dose 1, 4–weeks post–second dose, pre–booster and 4–weeks after booster dose. 1. Proportion of subjects achieving 1 month post– second dose and post–booster dose seroprotective antibody values to each of the following antigens (see Table 2): – Diphtheria – Tetanus – others as per the test vaccine 2. For Pertussis: GMTs 3. Proportion of subjects achieving 1 month post¬booster dose seroprotective titres to pneumococcal serotypes
Main secondary endpoints with time points of assessment	1. Safety assessment according to the CHMP Note for Guidance on the clinical evaluation of vaccines (CHMP/VWP/164653/2005) 2. Cumulative reverse distribution curves of immune response
Statistical plan including study conduct and analysis	Non–inferiority testing according to the CHMP Note for Guidance on the clinical evaluation of vaccines (CHMP/VWP/164653/2005) – Primary outcome to be assessed in the intent– to–treat population
Other	<Not applicable>
Plan for specific follow–up (not part of the completion of this study)	<Not applicable>
External Data Safety Monitoring Board	Yes
Date of initiation	By <Month> <Year> The initiation of this study is <not> deferred

续表

Study identifier	PIP DTaP–containing combination vaccine
Date of completion (last patient, last visit)	By <Month> <Year> The completion of this study is <not> deferred

Table 2: Data should be expressed, in order to assess results, according to the following cut-off antibody values (these values are indicative and may depend on the method used):

Antigen	Antibody value, established correlate of protection
Diphtheria	0.01 IU/ml (short–term) > 0.1 IU/ml (long–term)
Tetanus	> 0.01 IU/ml (short–term) > 0.1 IU/ml (long–term)
Polio 1, 2, 3	> 8 (1/dil)
PRP (Hib)	> 0.15 |jg/ml (short–term) > 1 jg /ml (long–term)
Hepatitis B	> 10 IU/ml (short–term) > 100 IU/ml (long–term)

附录七 PIP-Comments on Paediatric investigation plan

13 October 2015

EMA/48041/2015

Human Medicines Development and Evaluation

Comments on Paediatric investigation plan: Expected key elements and requirements for a new DTaP containing combination vaccine seeking marketing authorisation (EMA/PDCO/71162/2014)

1. General comments

Stakeholder number	General comment(if any)	Outcome(if applicable)
IFAPP(international Federation of Associations of Pharmaceutical Physicians and Pharmaceutical Med.)	We only offer one comment: having in mind the age of this population, consider the impact of the blood samples which are suggested to draw.	On a population level the burden to the paediatric population is reduced, as duplicate trials with slightly different immunisation schedules are avoided. On the level of an individual child, four blood samples are suggested to be drawn. Measures to minimise pain and distress during venepuncture are expected to be in place, and the blood volume drawn should be minimised.
IBSS BIOMED S.A.	• is the proposed clinical trial schedule so universal that it considers different (for example Polish) National Immunization Programs (regarding tetanus, diphtertia, pertussis, IPV, HIB,Hep B doses)? • vaccine with what number of pertussis antigens and with what amount of each pertussis antigen are treated as comparator vaccine / any registered aP vaccine can be the comparator vaccine • what is the seroprotective level for pertussis component / will the seroprotective antibody values to each pertussis antigen	• The schedule proposed in the DTaP vaccine PIP has been defined by the PDCO and CHMP as the one producing data that can cover the various vaccination schedules in the individual European Member States, through extrapolation of results to immunologically less challenging schedules. • Regarding the acellular pertussis antigen, the comparator should in general be the authorised DTaP-containing combination vaccine most similar to the new vaccine with respect to content and composition of the acellular pertussis component. This has been clarified in the document. • No correlate for protection for pertussis has been established. Non-inferiority

续表

Stakeholder number	General comment(if any)	Outcome(if applicable)
IBSS BIOMED S.A.	be known (for comparator vaccine)	against the comparator vaccine will be evaluated.
Joint Committee on Vaccination and Immunisation	The Joint Committee on Vaccination and Immunisation (JCVI) is an independent body which advises UK health departments on immunisation. The JCVI welcomes the opportunity to comment on this consultation document and this response is submitted on behalf of all members of the Committee. The study population described in the paediatric investigation plan is healthy children. Trials should also be proposed which consider special groups (such as premature infants), provide data for settings in which maternal DTaP is being used, and consider three dose priming schedules.	• Special populations: outside the scope of this document, as data in special populations can be collected after initial authorisation as part of the Risk Management Plan, if considered necessary. • If infants to mothers who were immunised during pregnancy with a dTaP vaccine are to be included in the trials, the applicant should consider stratification according to maternal immunisation status. • In terms of immunogenicity, three dose priming schedules are immunologically less challenging schedules and hence are considered covered through extrapolation from the schedule proposed in the DTaP vaccine PIP. In terms of safety, pre¬authorisation safety studies, conducted to meet the requirements of the CHMP Guideline on clinical evaluation of new vaccines (CHMP/VWP/164653/2005) regarding the size of the pre¬authorisation safety database, should include a 3-dose primary schedule, if the vaccine is intended to be used in this schedule. This has been clarified in the document.
Vaccines Europe	The document is considered useful as it clarifies expectations from the Agency. Vaccines Europe welcomes in particular the fact that the document is short with adequate level of detail.	Noted.

续表

Stakeholder number	General comment(if any)	Outcome(if applicable)
Vaccines Europe	Is it the intention of the Agency to propose similar guidance for other paediatric vaccines?	If the need arises the Agency may propose PIP guidance for other paediatric vaccines.
	The scope of the document should be clarified. Vaccines Europe's understanding is that "new DTaP containing combination vaccine" means includes new combinations with known DTaP antigens and components and does not include new DTaP antigens and components. We would welcome a confirmation of this interpretation.	he requested clarification has been added. This document applies to new combinations with known DTaP antigens and components. It would also apply to vaccines in which additional antigens were added while retaining the known antigens (eg by adding an additional pertussis component).
	The understanding of Vaccines Europe is that for any new DTaP containing combination vaccine, only one clinical study with a 2+1 schedule (2,4,12 months with co¬administration of pneumococcal vaccine) is required for the PIP, and that it will cover all possible European schedules including the 3+1 schedules with other possible vaccines co-administration.	Although studies with different national primary schedules are not necessary, it is recognised that additional studies with concomitant administration of some vaccines may be necessary (e.g. Men C, Men B, and rotavirus), although these could be outside the PIP if planned post-MAA. The document's proposal to at least evaluate co-administration of pneumococcal vaccine comes from a panel of public health vaccinology experts convened by the ECDC and EMA. It was identified as being the vaccine the most commonly administered concomitantly to DTP priming across Europe. The additional safety studies required to have a sufficient safety database pre-authorisation would be expected to be included in the PIP.

2. Specific comments on text

Line number(s) of the relevant text	Stakeholder number	Comment and rationale; proposed changes	Outcome
Title	Vaccines Europe	Comment: May need to be more specific regarding the population and indication in scope Proposed change (if any): clarify in title that this is for primary and booster vaccination of children of less than 2years of age	Section 1 already states that this document applies to those DTaP-containing combination vaccines for a priming schedule and booster dose before 2 years of age. However, the document's title has been updated to be more specific.
Title		Comment: Vaccines Europe's understanding is that "new DTaP containing combination vaccine" means new combinations with known DTaP antigens and components and does not include new DTaP antigens and components. It would be useful that the Agency confirm/clarify this. Proposed change (if any): The text of the Background section should clarify what scope of "new DTaP containing combination" is.	Comment already addressed above.
1.Background 3rd paragraph Lines 11-13		Comment: Is the statement "Duplication of essentially similar trials with slightly different immunisation schedules is considered unethical and therefore not acceptable" applicable globally to paediatric studies? I.e. for instance that a clinical study conducted by Company A including vaccines from Company A and Company	The statement applies to duplication of essentially similar trials with slightly different immunisation schedules by an individual applicant/MAH (i.e. considering only studies conducted by Company A or only studies conducted by company B). It should also be highlighted that this document is without

续表

Line number(s) of the relevant text	Stakeholder number	Comment and rationale; proposed changes	Outcome
1.Background 3rd paragraph Lines 11–13		B (e.g. co–administration) should not be duplicated by Company B? If so, would then the 10– year data protection not apply in such a case and published data could used for the purpose of a label update by Company B before the 10–years have elapsed? We would appreciate clarification from EMA/PDCO on this.	prejudice to the rule of data exclusivity and market protection. The wording has been clarified.
l.Background 3rd paragraph Lines 13–16		Comment: Vaccines Europe is of the opinion that the 2–4–12 month schedule cannot be considered as covering the various vaccinations schedules with regard to safety evaluation. In particular if the intention is to use the new vaccine in a 3– dose primary schedule followed by a booster, the 3–dose schedule should be the object of a specific safety evaluation. Proposed change (if any): Clarify in the PIP that intention to use the new vaccine in a 3– dose primary schedule would require safety evaluation in that schedule.	The wording has been updated to clarify that pre–authorisation safety studies, conducted to meet the requirements of the CHMP Guideline on clinical evaluation of new vaccines (CHMP/VWP/164653/2005) regarding the size of the pre–authorisation safety database, should include a 3–dose primary schedule, if the vaccine is intended to be used in this schedule.
Same section		Proposed change (if any): Clarify that conducting the proposed single trial in a 2–4–l2months schedule is the	As stated in the document, additional safety studies would be required to meet the requirements of the CHMP

续表

Line number(s) of the relevant text	Stakeholder number	Comment and rationale; proposed changes	Outcome
Same section		absolute minimum in order to obtain a primary and booster indication.	Guideline on clinical evaluation of new vaccines (CHMP/VWP/164653/2005) regarding the size of the pre-authorisation safety database, and additional co-administration studies may be required if a claim for concomitant administration will be made in the SmPC.
Background		Comment: Sample size of the proposed study design is driven by the immunogenicity endpoint, which is non¬inferiority vs a licensed comparator. This size is below the 3000 subjects exposed requested for safety. To fill the gap, it is proposed to conduct safety only studies "to reduce the overall burden of clinical trials on children", but there is no guidance on design for such safety studies.	Some additional clarifications have been added to the section on pre-authorisation safety studies, however the design of these studies is at the applicant's discretion.
2.Peadiatric Investigation Plan 1st paragraph, 1st sentence		Proposed change (if any): Clarify the rationale for the choice of 2-4-12 month schedule as single schedule to be assessed in Europe.	As already stated in the document, the proposed immunisation schedule has been endorsed by a panel of public health vaccinology experts convened by the ECDC and EMA, based on expert opinion that this schedule produces data that can cover the various vaccination schedules in the

续表

Line number(s) of the relevant text	Stakeholder number	Comment and rationale; proposed changes	Outcome
2.Peadiatric Investigation Plan 1st paragraph, 1st sentence			individual European Member States, through extrapolation of results to immunologically less challenging schedules.
2.Peadiatric Investigation Plan 1st paragraph, second sentence		Comment: It is not correct that no study has been conducted in the 2-4-12 month schedule. Industry has conducted such a study with Infanrix hexa and an investigational heptavalent vaccine, study results were published in 2014. Proposed change (if any): Delete that sentence.	The sentence has been deleted as study results have now been published (Thollot et al, Pediatr Infect Dis J 2014;33:1246-1254).
Same section		Comment: In the 2+1 schedule in Europe the 3rd dose is mandatory. This should be clarified and also that the evaluation of the full series should focus on the post-dose 3 immune response. Proposed change (if any): Clarification	Immunogenicity 4 weeks after the booster dose is already included as a primary endpoint, which clearly indicates that the evaluation should focus on the post-dose 3 immune response. Measurements post-dose 2 are now proposed as secondary endpoints.
Same section		Comment: Even though the protocol allows for the administration of an additional dose of vaccine in the case of a "sub-optimal" immunological response after 2 priming doses, there is no definition for seroconversion or a protective titre for pertussis, unlike the other antigens. Vaccines Europe	No correlate for protection for pertussis has been established. The relevant assessment is non-inferiority against the comparator vaccine.

续表

Line number(s) of the relevant text	Stakeholder number	Comment and rationale; proposed changes	Outcome
Same section		would therefore like some clarification on how to define "sub-optimal" .	
Same section Page 3		Comment: The randomisation of groups according to the Tdap vaccination status of the mother will likely prove impractical (either too many or too few Tdap vaccinated mothers in a country). Also such a sub-randomisation would require powering the non-inferiority analysis as compared to the control in each subgroup which would lead to a doubling of the sample size of the immunological part of the study and increase the burden of the study on children in terms of blood sampling. Proposed change (if any): This does not seem realistic and should not be mandatory, and limited to situations where this is possible.	If the country where the study is to be performed has a specific recommendation for maternal immunisation during pregnancy, the applicant should consider stratification according to maternal immunisation status during pregnancy.
Same section Page 3		Comment: The nature of the DTaP comparator needs to be clarified. Proposed change (if any): Vaccines Europe suggests the recommendation to be in line with the WHO guideline for new Pa vaccines, i.e. to select the closest vaccine in composition and nature to the candidate DTaP).	Comment already addressed above.

续表

Line number(s) of the relevant text	Stakeholder number	Comment and rationale; proposed changes	Outcome
Same section Page 3		Comment: Need to be clarified if one single pneumococcal vaccine would lead to generic wording in the SmPC. Proposed change (if any): provide guidance on the choice to pneumococcal vaccine to obtain generic wording in SmPC.	The final wording in the SmPC is subject to assessment of the provided data by the CHMP.
Same section Page 3		Comment: The age proposed at inclusion in the trial is very narrow. Proposed change (if any): Provide a rationale for this window, potentially increase the window to increase feasibility.	The narrow time window is needed to ensure the data collected could be extrapolated to other vaccination schedules.
Same section Page 3		Comment: A safety follow-up of 6-month is proposed in the single study. This is a new requirement. Proposed change (if any): Clarify if this is mandatory in the single PIP study only.	he duration of the follow-up period after the last dose should be justified by the applicant. The document has been modified accordingly.
Same section Page 3		Comment: The time window around the time of the second vaccine dose is very narrow. This has low feasibility in a clinical trial. Proposed change (if any): Allow increase of the window to increase feasibility.	The time window cannot be extended significantly, as in a 2, 4, 12 months schedule the second dose should be given as close to 2 months after the first dose as possible (i.e. 8¬10 weeks).

续表

Line number(s) of the relevant text	Stakeholder number	Comment and rationale; proposed changes	Outcome
Same section Page 3		Comment: Vaccines Europe would like to recommend that no pre-dose 1 sample is collected. This can be seen as acceptable especially since no proposed immunogenicity endpoint requires measuring pre-existing antibody levels. This would increase the acceptation of the study procedures by parents.	The predose 1 sample is needed in order to allow for analysis of responses in relation to maternal antibody levels. In addition, for the pertussis component, the percentage of responders with a significant increase above pre-immunisation levels should be analysed, hence a pre-dose 1 sample is necessary.
Same section Page 3		Comment: Clarify the rationale for mandatory co-administration with a pneumococcal vaccine.	Co-administration with a pneumococcal vaccine is included in the key binding elements because the pneumococcal vaccine 2-dose priming schedule overlaps with the proposed 2, 4, 12 months schedule, and vaccination with pneumococcal vaccines is given in the majority of EU countries and should not be delayed in the study participants. Additional co-administration studies may be required if a claim for concomitant administration will be made in the SmPC.
Same section Page 3		Comment: In a 2+1 schedule in Europe, the third dose is mandatory and the complete series includes the 3 vaccine	Agreed. The document has been revised accordingly.

续表

Line number(s) of the relevant text	Stakeholder number	Comment and rationale; proposed changes	Outcome
Same section Page 3		doses. In consequence, the primary endpoints should be after completion of the 3-dose series, measurements at other time points (i.e. post-dose 2) should be secondary endpoints.	
		Comment: Please clarify that the PIP is meant to cover only the single study ("standard study"),meaning that only this study would be binding, and that other studies in the clinical development and included in the MAA would be considered out of the PIP.	The additional safety studies required to meet the requirements of the CHMP Guideline on clinical evaluation of new vaccines (CHMP/VWP/164653/2005) regarding the size of the pre-authorisation safety database should also be included in the PIP.
Table 1 – dosage, treatment regimen, route of administration & control		Comment: The time window of enrolment is very tight in practice and can delay to recruitment of subjects and consequently the available of the clinical study data.	Comment already addressed above.
Table 1 – Primary endpoint with time points assessment		Comment: 4-weeks post-second dose should be considered as secondary endpoint.	Comment already addressed above.

附录八 PIP–Final paediatric investigation plan

Final paediatric investigation plan: Expected key elements and requirements for a new DTaP–containing combination vaccine for primary and booster vaccination in infants and toddlers

1. Background

The EU Regulation states that any marketing authorisation (MA) application for a new medicinal product must include either the results of studies conducted in compliance with an agreed paediatric investigation plan (PIP), or an Agency decision on a waiver or on a deferred PIP. This also applies to authorised medicinal products which are protected by a Supplementary Protection Certificate (or a patent that qualifies for it), for example when a new indication is requested, and to applications for paediatric use marketing authorisation.

This document defines the study outline that applicants should follow when preparing the PIP for a new diphtheria–tetanus–acellular pertussis (DTaP) containing combination vaccine (e.g. pentavalent, hexavalent, heptavalent), for a priming schedule and booster dose before 2 years of age. This document applies to new combinations with known DTaP antigens and components and to those vaccines in which additional antigen(s) were added while retaining the known antigens (e.g. by adding an additional pertussis component). The study design is summarised in Table 1.

The aim of this document is to avoid unnecessary clinical trials in children. Duplication of essentially similar trials by an individual applicant/MAH with slightly different immunisation schedules should be avoided, in line with the objective of the paediatric regulation to avoid unnecessary clinical trials. The schedule proposed for clinical trials in children, i.e. two priming doses at 2 and 4 months of age (first dose at 8 to 10 weeks, second dose 8 to 10 weeks later) and a booster dose at 12 months of age (52 weeks +/– 4 weeks), has been defined by the PDCO and CHMP as the one producing data that for immunogenicity can cover the various vaccination schedules in the individual European Member States, through extrapolation of results to immunologically less challenging schedules. Although studies with different national primary schedules are not necessary, it is recognised that additional studies with concomitant administration of some vaccines may be necessary (e.g. Men C, Men B, and rotavirus). In addition, studies in special populations may be required post–authorisation, but these are considered outside the scope of this document.

In addition, according to the CHMP Guideline on clinical evaluation of new vaccines (CHMP/VWP/164653/2005), as a minimum, the total data from pre–authorisation studies should be sufficient to reliably determine the nature and frequency of local and systemic adverse events occurring at a frequency > 1/1000. This pre–authorisation safety database can be achieved with additional studies focusing on safety only, reducing the overall burden of clinical trials on children, as these safety studies do not require blood sampling. These pre–authorisation safety studies are expected to be included in the PIP and should include a 3–dose primary schedule, if the vaccine is intended to be used in this schedule.

The proposed study outline is not a full protocol and is not intended to substitute the full protocol. Elements that are not cited in Table 1 remain at the discretion of the applicant (e.g. the exclusion criteria).

The principles covered in this document are to be read in the context of present knowledge and may have to be revised. The European Medicines Agency and the PDCO may decide to revise these principles to take into account the evolution of knowledge in the field. This document is without prejudice to the PIP assessment in relation to a specific medicinal product.

2. Paediatric Investigation Plan

The proposed immunisation schedule has been endorsed by a panel of public health vaccinology experts convened by the ECDC and EMA, based on expert opinion.

If the test vaccine fails to demonstrate non inferiority to comparator with this schedule, additional studies with other schedules might be considered upon discussion with regulatory authorities, as less restrictive schedules might still show immunogenicity, and the clinical relevance of the difference should be discussed. Infants following this 2–dose priming immunisation schedule that develop a suboptimal immunological response shall be offered an additional vaccine dose, as appropriate.

National immunisation strategies may vary in different countries regarding the number of doses and the age at immunisation of the mothers. In principle, the applicant should consider conducting the study in more than 1 country to account for infants' pre-immunisation antibody titres variability.

If infants to mothers who were immunised during pregnancy with a dTaP vaccine are to be included in the trials, the applicant should consider stratification according to maternal immunisation status.

The choice of comparator for the clinical trials should be an EU authorised DTaP containing combination vaccine. Regarding the acellular pertussis antigen, the comparator should be the most similar to the investigational vaccine with respect to content and composition of the acellular pertussis component.

The choice of the pneumococcal vaccine is left to the discretion of the applicant.

Table 1: Overview of standard study to be proposed by applicants:

Study identifier	**PIP DTaP-containing combination vaccine**
Study design features and main objectives	Randomised, double-blind, controlled study to assess immunogenicity, safety and tolerability of test DTaP-containing combination vaccine compared to control vaccine, and co-administered with pneumococcal vaccine
Study population and subset definition	Healthy children of 8 to 10 weeks of age
Number of study participants by paediatric subset	At least X* 8 to 10-week old healthy infants evaluable for the primary endpoint (*the X will derive from the non-inferiority margin for the immunogenicity analysis)
Study duration for participants	X-months safety follow-up after last vaccination (to be justified by the applicant)
Dosage, treatment regimen, route of administration	Arm 1: New DTaP-containing combination vaccine, first dose at 8 to 10 weeks of age, second dose 8 to 10 weeks following the administration of first dose, booster dose at 52 weeks of age (+/- 4 weeks), co-administered with any pneumococcal vaccine

续表

Study identifier	PIP DTaP–containing combination vaccine
Control	Arm 2: Authorised DTaP–containing combination vaccine, first dose at 8 to 10 weeks of age, second dose 8 to 10 weeks following the administration of first dose, booster dose at 52 weeks of age (+/– 4 weeks), co–administered with any pneumococcal vaccine
Primary endpoint with time points of assessment	Immunogenicity (Blood sampling pre–dose 1, 4– weeks post–second dose, pre–booster and 4– weeks after booster dose): 1. Proportion of subjects achieving 1 month post–booster dose seroprotective antibody values to each of the following antigens (see Table 2): –Diphtheria – Tetanus – others as per the test vaccine 2. For Pertussis: GMTs 1 month post–booster dose 3. Proportion of subjects achieving 1 month post–booster dose seroprotective titres to pneumococcal serotypes
Main secondary endpoints with time points of assessment	1. Proportion of subjects achieving 1 month post–second dose seroprotective antibody values to each of the following antigens (see Table 2): – Diphtheria – Tetanus –others as per the test vaccine 2. Safety assessment according to the CHMP Note for Guidance on the clinical evaluation of vaccines (CHMP/VWP/164653/2005) 3. Cumulative reverse distribution curves of immune response
Statistical plan including study conduct and analysis	–Non–inferiority testing according to the CHMP Guideline on clinical evaluation of new vaccines (CHMP/VWP/164653/2005) –Primary outcome to be assessed according–to– protocol for immunogenicity and total vaccinated cohort for safety
Other	Not applicable

续表

Study identifier	PIP DTaP-containing combination vaccine
Plan for specific follow-up (not part of the completion of this study)	Not applicable
External Data Safety Monitoring Board	Required
Date of initiation	By <Month> <Year> The initiation of this study is <not> deferred
Date of completion (last patient, last visit)	By <Month> <Year> The completion of this study is <not> deferred

Table 2: Data should be expressed, in order to assess results, according to the following cut¬off antibody values (these values are indicative and may depend on the method used):

Antigen	Antibody value, established correlate of protection
Diphtheria	0.01 IU/ml (short-term) > 0.1 IU/ml (long-term)
Tetanus	> 0.01 IU/ml (short-term) > 0.1 IU/ml (long-term)
Polio 1, 2, 3	> 8 (1/dil)
PRP (Hib)	> 0.15 ⌊jg/ml (short-term) > 1 jg /ml (long-term)
Hepatitis B	> 10 IU/ml (short-term) > 100 IU/ml (long-term)
Pertussis	no established correlate of protection

附录九 Better Medicines for Children From Concept to Reality-paediatric report-com(2013)443_en

Introduction

'Better Medicines for Children' was the ambitious title of a consultation paper of February 2002, in which the European Commission presented its vision for regulatory actions on paediatric medicinal products. At that time, many of the products used in children were not specifically studied or authorised in children. Instead, doctors often used products authorised for adults, sometimes in different dosages, with the associated risks of inefficacy and/or adverse reactions.

The consultation paper built on a 5-year discussion process that started in 1997 with a round table meeting at the premises of the European Medicines Agency (EMA) and was the blueprint for the subsequent legislative act. It outlined many of the measures that are to be found in the Paediatric Regulation (Regulation (EC) No 1901/2006 of the European Parliament and of the Council on medicinal products for paediatric use, hereinafter 'the Regulation').

The Regulation was adopted some five years after the consultation paper, on 12 December 2006. It entered into force on 26 January 2007 and its main provisions were applicable from 26 July 2008 (Article 7) and 26 January 2009 (Article 8), respectively.

Five years on, it is time to take stock of developments and report to the European Parliament and the Council on the experience acquired as a result of the Regulation, in accordance with its Article 50(2). Are we already seeing the emergence of ‘better medicines for children'?

This report does not yet provide comprehensive answer, as it is subject to certain limitations; it should therefore be regarded as an interim report that presents a first impression of the experience gained. In view of the development cycles of medicinal products, it will take at least 10 years to gain a full understanding of the impact of the legislation. This factor has already been accounted for in the legislation which requires the Commission to provide a second, more comprehensive report in 2017 which, in accordance with Article 50(3) of the Regulation, must include an analysis of the economic impact of the rewards and incentives, together with an analysis of the Regulation's implications for public health, with a view to proposing any necessary amendments. However at this stage, some analyses and interim conclusions can be made.

This document has been prepared in con–sultation with Member States, the EMA and interested parties. The Commission particularly values the '5–year Report to the European Commission' presenting the views of the EMA and its Paediatric Committee, and the responses to the public consultation the Commission undertook at the end of 2012.

附录十　欧盟儿童药品管理规定

赵维（译）

（1）药品在投放到一个或多个成员国市场之前，一般应该已经进行了广泛的临床前和临床试验研究，以确保药品目标患者人群的安全性，高品质以及有效性。

（2）这些研究可能还没有在儿科人群中进行过，许多目前在临床上用于治疗儿童疾病的药物还没有被研究过或超许可用药。单靠市场力量已被证明不足以激励儿童药物的研发以及上市申请。

（3）由于缺乏适用于儿科人群的药品造成的问题包括：不正确的剂量信息导致的包括死亡等不良反应发生风险的增加；剂量过低导致的治疗失败；缺乏有效的儿童治疗手段、剂型和给药途径；以及使用可能有质量问题的临时或中成药制剂。

（4）本条例旨在促进儿童药物的研发和可及性；确保儿童药物经过了符合伦理要求的高质量研究，并通过了儿童上市许可；完善药物在各个儿科人群的使用信息。这些目标的达成，不应该让儿童接受不必要的临床试验，而且不能延缓药品在其他年龄人群的上市许可。

（5）事实上，药品监管的根本目标是保障公众健康。这一目标的达成不应阻碍药品在欧盟内部的自由流动。各个国家法律，法规和行政规定之间的差异往往会阻碍欧盟内部的贸易，从而直接影响到市场的运作。因此，任何促进儿童药物研发和上市许可的行动都应该被支持，以防止或消除这些壁垒。欧盟条约的第 95 条是本规定的法律基础。

（6）为实现以上目标，有必要建立一套责任与奖励和优惠相结合的完整制度。这些责任、奖励与优惠本质上应该根据药品的具体情况而定。本规定适用于儿童所需的所有药品，包括正在研发和还没有上市的产品、有知识产权保护的已上市产品和不再受知识产权保护的已上市产品。

（7）在儿童人群中开展临床试验的任何担忧都应该与“将没有经过严谨试验的药物应用于儿童”这个伦理问题相比较，加以权衡。在儿童人群中使用未经测试药物产生的公共健康威胁，可以通过在儿童中进行研究得以安全解决。当然这些研究必须在严格控制和密切监护下进行，从而保护受试儿童。

（8）有必要在欧盟药监局内部，成立儿科委员会。该委员会应具备儿童药物研发和评审的专业知识和能力。欧盟药监局科学委员会的规章制度（2004年726号）同样适用于儿科委员会。因此，儿科委员会的成员，不应当与制药企业有财务或其他利益关系，因为这会影响公正性。儿科委员会成员应该以独立的方式承担维护公众利益的责任；每年应进行经济利益的声明。儿科委员会主要负责儿科研究计划的科学评估与裁定，包括同意豁免儿童临床试验和延期进行。这也是本法规各项扶持措施的核心。在评审中，儿科委员会应充分考虑药物在受试患儿和大量使用时儿童患者中的潜在治疗受益，包括避免不必要的临床试验。儿科委员会应遵循现有的欧盟条例，包括2001/20/EC号令，以及儿童药物研发的国际协调会议（ICH）指导原则E11。儿童研究不应该延缓药物在其他人群的上市许可。

（9）欧盟药监局应建立裁定和修改儿科研究计划的程序。儿科研究计划书是儿童药物研发和上市许可的基础。儿科研究计划书应包括详细的时间表和具体的研究步骤，以确保儿童药物的高品质，安全性和有效性。由于儿科人群包括很多的年龄段，儿童研究计划书应明确哪个年龄段需要研究，如何研究以及何时研究。

（10）在人类使用药品的法律框架内，引入儿科研究计划旨在整合可能用于儿童的药品的研发与该药物在成人的研发，使之成为整个药物研发计划的一部分。因此，在上市许可申请提交之前，儿科研究计划应在产品研发的早期提出，以便能及时地完成儿童研究。应该设定一个申请的期限，以确保申请者和儿科委员会之间的沟通。此外，提交儿科研究计划时，可以同时提交延期试验的申请，这样可以避免耽误该产品在其他人群的上市申请。而且，由于医药产品的开发是一个动态的过程，会根据正在进行研究的结果不断变化，因此应该制定允许儿童研究计划修改的措施。

（11）对于新药和受专利保护或补充保护所覆盖的药品，在申请上市许可或新适应证，新剂型或给药途径时，提交的数据应该来自于所获批准的儿科研究计划中制定的试验，或者是已经得到了儿科委员会的豁免或延期儿童试验的同意。儿科研究计划是判定的基础。需要指出的是，这一要求不应适用于仿制药或生物类似药，和已经通过完善的医疗审批程序批准的药品，也不适用于通过简化注册程序授权的顺势疗法药物和传统草药，简化注册程序依据欧洲议会2001年11月6通过的关于供人类使用药品的2001/83/EC号令。

（12）对于不受专利保护或补充保护的儿科药品，应该制定欧盟专项研究资助措施。

（13）为了确保在儿童中的研究仅仅是为了儿童的治疗需要，欧盟药监局有必要制定程序，对特定产品或全部或部分类药物豁免临床研究，豁免决定应由欧盟药监局公布。由于科学和医学知识不断进步，豁免的名单应该进行修正。

（14）在某些情况下，欧盟药监局应该推迟启动或完成一些或者全部包含在儿科研究计划的试验，以确保研究的安全性和在符合伦理的情况下进行。儿科研究数据的获得不能阻止或者延误药品在其他人群的上市申请。

（15）欧盟药监局应该提供免费的科学建议，从而激励申请者开发儿童药物。为了确保科学的统一性，欧盟药监局应协调的儿科委员会和人用医药产品委员会科学咨询委员会下的科学建议委员会之间的交流，以及儿科委员会与欧盟其他与医药产品相关的委员会和工作组之间的交流。

（16）现有的人用药品上市许可程序不应该被改变。不过，在现有的上市申请核准步骤基础上，主管部门应检查申请材料和批准的儿科研究计划的一致性。儿科药品的质量、安全性和有效性评估与发放上市许可应仍属于主管部门的职权范围。针对材料的一致性以及儿童药品的质量、安全性和有效性，主管部门应该征求儿科委员会的意见。

（17）要为医疗专业人士和患者提供儿童药品的安全性和有效性信息，作为提高透明度措施，儿科人群中的研究结果，以及儿科研究计划的状态，豁免和延期信息应包含在产品信息中。当在儿科研究计划中的所有设计都得到遵守，这一事实应该被记录在上市许可信息中，并作为该公司能否够获得奖励的基础。

（18）为了识别已获上市许可批准的儿科药物，使之出现在处方中，应对药品的标签作出规定，提示该药品可以在儿童中使用，这个符号可以由儿科委员会推荐，欧盟委员会做出最终选择。

（19）为了刺激针对不再受知识产权保护的已上市药物的研发，有必要建立一种新型的儿科上市许可制度。儿科上市许可制度通过现有的上市许可制度授权，专门针对在儿童人群使用的药物。获得儿科上市许可的药品名称可以继续使用原有的已经授权给成人的药品名称，以利用现有的品牌知名度。同时，由于通过了新的上市许可，其儿科数据受保护。

（20）申请儿科上市许可，应提交该产品在儿科人群的使用数据，这些数据的获取应该与已经批准的儿科研究计划相一致。这些数据可以来自公开的文献，也可以来自新的研究。申请儿科上市许可，也可以引用欧盟药品档案资料中的数据。这是为了给小型或中小型企业，包括仿制药公司，提供额外的激励，以鼓励他们开发过专利保护的儿童药品。

（21）本法规应包括具体措施，以便最大限度地让欧盟民众能够获得经过试验的儿童适用的药品。同时尽量减少欧盟范围内那些没有考虑到儿童权益政策的出台。

（22）一个已经上市的药物，当根据批准的儿科研究计划授权新的儿童适应证时，上市许可持有人有义务在适应证批准两年内，在产品投放市场时考虑到儿童的信息。这一要求应该只适用于已上市许可的产品，不适用于经过儿科上市许可批准的药品。

（23）如果一个在欧盟成员国内已上市的药物而且它的儿童数据是根据儿科研究计划得到的，是可以考虑建立一个可选的程序，以便有可能在欧盟范围上得到一个统一的评价。

（24）有必要建立适用于儿童安全性数据收集的药物警戒系统，包括长期安全性数据。药物在儿童的有效性数据可能也需要在上市许可批准后进行额外的研究。因此，对于申请上市许可，除了包括符合批准的儿科研究计划的研究结果外，一个额外的要求是申请人有义务表明他打算如何进行长期随访该药物在儿童中的不良反应和疗效。此外，申请人需要提交和实施风险管理系统和（或）执行特定的上市后研究，作为授予上市许可的条件。

（25）从公共健康的利益来看，通过本法案，有必要保证安全有效的儿童药物的持续不断的可获得性。如果药品上市许可持有人有意将药品退出市场，那么应提前准备，使儿童患者可以继续使用药品。为了帮助实现这一目标，欧盟药监局应在合适的时间被告知此类意图，并应该将这样的打算公开。

（26）对于符合要求范围的药品提交儿科数据时，如果获批的儿科研究计划全部遵守要求执行，如果产品在所有成员国被批准，如果研究结果相关的信息包含在产品信息中，根据 1768/92 号法案，该药品可以获得 6 个月延期的补充保护作为奖励。成员国当局对于药品的定价或是否将其纳入国家健康保险的任何决定与这一奖励没有关系。

（27）对于按照本法规提出的延长保护期的申请只在上市许可批准的前提下才被受理。

（28）因为保护期延长的奖励是用于引导药物在儿科人群中的研究，并不是证明一个产品在儿童中是安全和有效的，即使当儿科适应证未被批准，该奖励也应该被给予。但是，为了完善儿科人群的药品适用信息，儿童相关信息应包含在产品信息中。

（29）根据欧洲议会 1999 年 12 月 16 日的 141/2000 号关于孤儿医药产品的法案，规定孤儿药可以获得 10 年的市场独占保护。由于这些药品经常是非专利保护药，延长专利保护期的奖励不适用；当然如果其是受专利保护的药，延长保护期将提供双重刺激。因此，对于孤儿药，如果在儿童的数据完全符合要求，10 年期的市场独占保护应延长至 12 年。

（30）本条例规定的措施不应排除其他激励或奖励的实施。为确保欧盟和各成员国层面的各种措施的透明度，根据成员国提供的信息，欧盟委员会应列出所有可用的激励机制。根据本法规制定的各种措施，包括批准的儿科研究计划，不应该成为阻碍获取其他任何奖励用于支持研究的理由，例如欧盟框架计划的研究，技术开发资金和示范活动。

（31）为了增加儿童药品的可用信息，同时为了避免不必要的重复儿童试验，根据 2001/20/EC 号令的 11 条款，欧洲数据库应该建立针对于儿童药品的临床试验注册系统，包括在欧盟和在第三国所有正在进行的、提前终止的和已完成的儿科药物临床试验。

（32）儿科人群的治疗需求清单应由儿科委员会与欧盟委员会、各成员国和有关方面协商后确定，并应定期更新。该清单应包括现有的儿童药品并且突出患儿的治疗需要，并且建立优先研究目录。通过这种方式，企业能够很容易地识别商业发展机会；儿科委员会在评价儿科研究计划草案时应该能够更好地评估药品和研究的需求；医务人员和患者应该有一个可用来支持其药品选择的信息来源。

（33）儿童临床试验可能需要特定的专业知识，特殊的方法，特定的设施和受过特别训练的研究者。一个欧盟范围内协作网，通过链接已有的国家的和欧盟的网络和研究中心，以及第三国的数据，将有助于促进合作，避免不必要的重复研究。该网络应有助于加强欧盟体框架计划、技术开发和示范活动的研究，有利于儿童人群，为企业提供信息和专业知识。

（34）对于某些已批准上市的药品，制药公司可能已经获得了该药物在儿童人群的安全性和有效性数据。为了提高儿童药物的合理应用，企业应将这些数据提交到审批药物的主管部门。这样的话，数据可以进行评估，如果合适，这些信息将被记录在产品信息中。

（35）欧盟基金应为以下活动提供支持：实施该法案产生的机构和儿科委员会的各方面工作，例如儿科研究计划的评估，费用减免的科学建议，信息和透明度的实施，包括儿科研究数据库和网络的。

（38）本法案的全称叫做“提高儿童药物的可获得性”，本法案需要在整个欧盟内实施。

第二部分 国内法规、政策

附录十一 《中国儿童发展纲要（2011～2020年）》

2013-01-11

（节选）

儿童时期是人生发展的关键时期。为儿童提供必要的生存、发展、受保护和参与的机会和条件，最大限度地满足儿童的发展需要，发挥儿童潜能，将为儿童一生的发展奠定重要基础。

儿童是人类的未来，是社会可持续发展的重要资源。儿童发展是国家经济社会发展与文明进步的重要组成部分，促进儿童发展，对于全面提高中华民族素质，建设人力资源强国具有重要战略意义。

2001年，国务院颁布了《中国儿童发展纲要（2001～2010年）》（以下简称“纲要”），从儿童健康、教育、法律保护和环境四个领域提出了儿童发展的主要目标和策略措施。十年来，国家加快完善保护儿童权利的法律体系，强化政府责任，不断提高儿童工作的法制化和科学化水平，我国儿童生存、保护、发展的环境和条件得到明显改善，儿童权利得到进一步保护，儿童发展取得了巨大成就。截至2010年，“纲要”确定的主要目标基本实现。儿童健康、营养状况持续改善，婴儿、5岁以下儿童死亡率分别从2000年的32.2‰、39.7‰下降到13.1‰、16.4‰，孕产妇死亡率从2000年的53.0/10万下降到30.0/10万，纳入国家免疫规划的疫苗接种率达到了90%以上。儿童教育普及程度持续提高，学前教育毛入园（班）率从2000年的35.0%上升到56.6%，小学学龄儿童净入学率达到99.7%，初中阶段和高中阶段毛入学率分别达到100.1%和82.5%。孤儿、贫困家庭儿童、残疾儿童、流浪儿童、受艾滋病影响儿童等弱势儿童群体得到更多的关怀和救助。

受社会经济、文化等因素的影响，儿童发展及权利保护仍然面临着诸多问题与挑战。全社会儿童优先意识有待进一步加强，儿童工作机制有待进一步完善。城乡区域间儿童发展不平衡，贫困地区儿童整体发展水平较低；出生缺陷发生率上升，出生人口性别比偏高；学前教育公共资源不足，普及率偏低；义务教育发展不均衡，校际、城乡、区域间存在较大差距；贫困家庭儿童、孤儿、弃婴、残疾儿童、流浪儿童的救助迫切需要制度保障；人口流动带来的儿童问题尚未得到有效解决；社会文化环境中仍然存在不利于儿童健康成长的消极因素等等。进一步解决儿童发展面临的突出问题，促进儿童的全面发展和权利保护，仍然是今后一个时期儿童工作的重大任务。

未来十年，是我国全面建设小康社会的关键时期，儿童发展面临前所未有的机遇。贯彻落实科学发展观，将为儿童健康成长创造更加有利的社会环境。制定和实施新一轮儿童发展纲要，将为促进人的全面发展，提高中华民族整体素质奠定更加坚实的基础。

依照《中华人民共和国未成年人保护法》等相关法律法规，遵循联合国《儿童权利公约》的宗旨，按照国家经济社会发展的总体目标和要求，结合我国儿童发展的实际情况，制定本纲要。

一、指导思想和基本原则

（一）指导思想

高举中国特色社会主义伟大旗帜，以邓小平理论和“三个代表”重要思想为指导，深入贯彻落实科学发展观，坚持儿童优先原则，保障儿童生存、发展、受保护和参与的权利，缩小儿童发展的城乡区域差距，提升儿童福利水平，提高儿童整体素质，促进儿童健康、全面发展。

（二）基本原则

1. 依法保护原则　在儿童身心发展的全过程，依法保障儿童合法权利，促进儿童全面健康成长。

2. 儿童优先原则　在制定法律法规、政策规划和配置公共资源等方面优先考虑儿童的利益和需求。

3. 儿童最大利益原则　从儿童身心发展特点和利益出发处理与儿童相关的具体事务，保障儿童利益最大化。

4. 儿童平等发展原则　创造公平社会环境，确保儿童不因户籍、地域、性别、民族、信仰、受教育状况、身体状况和家庭财产状况受到任何歧视，所有儿童享有平等的权利与机会。

5. 儿童参与原则　鼓励并支持儿童参与家庭、文化和社会生活，创造有利于儿童参与的社会环境，畅通儿童意见表达渠道，重视、吸收儿童意见。

二、总目标

完善覆盖城乡儿童的基本医疗卫生制度，提高儿童身心健康水平；促进基本公共教育服务均等化，保障儿童享有更高质量的教育；扩大儿童福利范围，建立和完善适度普惠的儿童福利体系；提高儿童工作社会化服务水平，创建儿童友好型社会环境；完善保护儿童的法规体系和保护机制，依法保护儿童合法权益。

三、发展领域、主要目标和策略措施

（一）儿童与健康

主要目标：

1. 严重多发致残的出生缺陷发生率逐步下降，减少出生缺陷所致残疾。

2. 婴儿和 5 岁以下儿童死亡率分别控制在 10‰和 13‰以下。降低流动人口中婴儿和 5 岁以下儿童死亡率。

3. 减少儿童伤害所致死亡和残疾。18 岁以下儿童伤害死亡率以 2010 年为基数下降 1/6。

4. 控制儿童常见疾病和艾滋病、梅毒、结核病、乙肝等重大传染性疾病。

5. 纳入国家免疫规划的疫苗接种率以乡（镇）为单位达到 95% 以上。

6. 新生儿破伤风发病率以县为单位降低到 1‰以下。

7. 低出生体重发生率控制在 4% 以下。

8. 0 ～ 6 个月婴儿纯母乳喂养率达到 50% 以上。

9. 5 岁以下儿童贫血患病率控制在 12% 以下，中小学生贫血患病率以 2010 年为基数下降 1/3。

10. 5 岁以下儿童生长迟缓率控制在 7% 以下，低体重率降低到 5% 以下。

11. 提高中小学生《国家学生体质健康标准》达标率。控制中小学生视力不良、龋齿、超重 / 肥胖、营养不良发生率。

12. 降低儿童心理行为问题发生率和儿童精神疾病患病率。

13. 提高适龄儿童性与生殖健康知识普及率。

14. 减少环境污染对儿童的伤害。

策略措施：

1. 加大妇幼卫生经费投入 优化卫生资源配置，增加农村和边远地区妇幼卫生经费投入，促进儿童基本医疗卫生服务的公平性和可及性。

2. 加强妇幼卫生服务体系建设 省、市、县均设置1所政府举办、标准化的妇幼保健机构。加强县、乡、村三级妇幼卫生服务网络建设，完善基层妇幼卫生服务体系。加强儿童医疗保健服务网络建设，二级以上综合医院和县级以上妇幼保健院设置儿科，增加儿童医院数量，规范新生儿病室建设。加强儿童卫生人才队伍建设，提高儿童卫生服务能力。

3. 加强儿童保健服务和管理 推进儿童医疗保健科室标准化建设，开展新生儿保健、生长发育监测、营养与喂养指导、早期综合发展、心理行为发育评估与指导等服务。逐步扩展国家基本公共卫生服务项目中的儿童保健服务内容。3岁以下儿童系统管理率和7岁以下儿童保健管理率均达到80%以上。将流动儿童纳入流入地社区儿童保健管理体系，提高流动人口中的儿童保健管理率。

4. 完善出生缺陷防治体系 落实出生缺陷三级防治措施，加强婚前医学检查知识宣传，规范检查项目，改进服务模式，提高婚前医学检查率。加强孕产期合理营养与膳食指导。建立健全产前诊断网络，提高孕期出生缺陷发现率。开展新生儿疾病筛查、诊断和治疗，先天性甲状腺功能减低症、新生儿苯丙酮尿症等遗传代谢性疾病筛查率达到80%以上，新生儿听力筛查率达到60%以上，提高确诊病例治疗率和康复率。加大出生缺陷防治知识宣传力度，提高目标人群出生缺陷防治知识知晓率。

5. 加强儿童疾病防治 扩大国家免疫规划范围，加强疫苗冷链系统建设和维护，规范预防接种行为。以城乡社区为重点，普及儿童健康基本知识。加强儿童健康相关科学技术研究，促进成果转化，推广适宜技术，降低新生儿窒息、肺炎和先天性心脏病等的死亡率。规范儿科诊疗行为。鼓励儿童专用药品研发和生产，扩大国家基本药物目录中儿科用药品种和剂型范围，完善儿童用药目录。将预防艾滋病母婴传播及先天梅毒综合服务纳入妇幼保健常规工作，孕产妇艾滋病和梅毒检测率分别达到80%和70%，感染艾滋病、梅毒的孕产妇及所生儿童采取预防母婴传播干预措施比例均达到90%以上。

6. 预防和控制儿童伤害 制定实施多部门合作的儿童伤害综合干预行动计划，加大执法和监管力度，为儿童创造安全的学习、生活环境，预防和控制溺水、跌伤、交通伤害等主要伤害事故发生。将安全教育纳入学校教育教学计划，中小学校、幼儿园和社区普遍开展灾害避险以及游泳、娱乐、交通、消防安全和产品安全知识教育，提高儿童家长和儿童的自护自救、防灾避险的意识和能力。建立健全学校和幼儿园的安全、卫生管理制度和校园伤害事件应急管理机制。建立完善儿童伤害监测系统和报告制度。提高灾害和紧急事件中保护儿童的意识和能力，为受灾儿童提供及时有效的医疗、生活、教育、心理康复等方面的救助服务。

7. 改善儿童营养状况 加强爱婴医院建设管理，完善和落实支持母乳喂养的相关政策，积极推行母乳喂养。开展科学喂养、合理膳食与营养素补充指导，提高婴幼儿家长科学喂养知识水平。加强卫生人员技能培训，预防和治疗营养不良、贫血、肥胖等儿童营养性疾病。实施贫困地区学龄前儿童营养与健康干预项目，继续推行中小学生营养改善计划。加大碘缺乏病防治知识宣传普及力度，提高缺碘地区合格碘盐食用率。

8. 提高儿童身体素质 全面实施国家学生体质健康标准。合理安排学生学习、休息和娱乐时间，保证学生睡眠时间和每天一小时校园体育活动。鼓励和支持学校体育场馆设施在课余和节假日向学生开放。完善并落实学生健康体检制度和体质监测制度，并建立学生体质健康档案。

9. 加强对儿童的健康指导和干预 加强托幼机构和中小学校卫生保健管理，对儿童开展疾病预防、心理健康、生长发育与青春期保健等方面的教育和指导，提高儿童身心健康素养水平。帮助儿童养成健康行为和生活方式。加强儿童视力、听力和口腔保健工作。预防和制止儿童吸烟、酗酒和吸毒。严禁向儿童出售烟酒和违禁药品。

10. 构建儿童心理健康公共服务网络 儿童医院、精神专科医院和有条件的妇幼保健机构设儿童心理科（门诊），配备专科医师。学校设心理咨询室，配备专职心理健康教育教师。开展精神卫生专业人员培训。

11. 加强儿童生殖健康服务 将性与生殖健康教育纳入义务教育课程体系，增加性与生殖健康服务机构数量，加强能力建设，提供适合适龄儿童的服务，满足其咨询与治疗需求。

12. 保障儿童食品、用品安全 完善婴幼儿食品、用品的国家标准、检测标准和质量认证体系，强化生产经营企业的质量意识，建立婴幼儿食品安全监测、检测和预警机制，加强农村地区食品市场监管，严厉打击制售假冒伪劣食品的违法犯罪行为。加强婴幼儿用品、玩具生产销售和游乐设施运营的监管。健全儿童玩具、儿童用品等的缺陷产品召回制度。

13. 加大环境保护和治理力度 控制和治理大气、水、土地等环境污染以及工业、生活和农村面源污染，加强饮用水源保护。加强监管，确保主要持久性有机污染物和主要重金属（铅、镉等）暴露水平符合国家标准。

（二）儿童与教育

主要目标：

1. 促进 0～3 岁儿童早期综合发展。

2. 基本普及学前教育 学前三年毛入园率达到 70%，学前一年毛入园率达到 95%；增加城市公办幼儿园数量，农村每个乡镇建立并办好公办中心幼儿园和村幼儿园。

3. 九年义务教育巩固率达到 95% 确保流动儿童平等接受义务教育，保障残疾儿童接受义务教育。

4. 普及高中阶段教育，毛入学率达到 90%。

5. 中等职业教育规模扩大，办学质量提高。

6. 保障所有儿童享有公平教育，均衡配置教育资源，缩小城乡差距、区域差距、校际差距。

7. 学校标准化建设水平提高，薄弱学校数量减少。

8. 教育质量和效益不断提高，学生综合素质和能力全面提升。

策略措施：

1. 落实教育优先发展战略 切实保证经济社会发展规划优先安排教育发展，财政资金优先保障教育的投入，公共资源优先满足教育和人力资源开发需要。完善体制和政策，鼓励社会力量兴办教育，不断扩大社会资源对教育的投入。

2. 依法保障儿童受教育的权利 各级政府要组织和督促适龄儿童入学接受义务教育，帮助解决适龄儿童接受义务教育的困难，采取措施防止其辍学。父母或其他监护人要保障适龄儿童依法接受并完成义务教育。学校要耐心教育、帮助品行有缺点、学习有困难的学生，不得违反法律和国家规定开除或变相开除学生。

3. 促进基本公共教育服务均等化 坚持基本公共教育的公益性和普惠性，加快建立城乡一体化的教育发展保障机制和基本公共教育服务体系，均衡配置教师、设备、图书、校舍等资源，加快推进义务教育学校标准化建设，完善教师交流制度，缩小办学条件、师资水平、教育质量上的差距。

4. 加快发展少数民族和民族地区儿童教育事业 加大对民族教育的支持力度，积极推进民族地区、农村牧区、偏远山区、边境地区改善中小学办学条件，巩固提高九年义务教育水平，促进女童接受学前和高中阶段教育。大力推进双语教学，全面推广国家通用语言文字，尊重和保障少数民族儿童使用本民族语言接受教育的权利，重视加强学前双语教育。加大民族地区师资培养培训力度。进一步完善发达地区、大中城市对民族地区的教育支援工作。

5. 积极开展 0 ~ 3 岁儿童科学育儿指导 积极发展公益性普惠性的儿童综合发展指导机构，以幼儿园和社区为依托，为 0 ～ 3 岁儿童及其家庭提供早期保育和教育指导。加快培养 0 ～ 3 岁儿童早期教育专业化人才。

6. 加快发展 3 ~ 6 岁儿童学前教育 落实各级政府发展学前教育的责任，将学前教育发展纳入城镇建设规划和社会主义新农村建设规划；建立政府主导、社会参与、公办民办并举的办园体制，大力发展公办幼儿园，提供“广覆盖、保基本”的学前教育公共服务；鼓励社会力量以多种形式举办幼儿园，引导和支持民办幼儿园提供普惠性服务。重点发展农村学前教育。每个乡镇至少办好一所公办中心幼儿园，大村独立建园，小村设分园或联合办园，人口分散地区提供灵活多样的学前教育服务，配备专职巡回指导教师，逐步完善县、乡、村三级学前教育网络。采取有效措施，努力解决流动儿童入园问题。建立学前教育资助制度，资助家庭经济困难儿童、孤儿和残疾儿童接受普惠性学前教育。因地制宜发展残疾儿童学前教育，鼓励特殊教育学校、残疾人康复机构举办接收残疾儿童的幼儿园。加强学前教育监督和管理。

7. 确保受人口流动影响儿童平等接受义务教育 坚持以流入地政府管理为主、以全日制公办中小学为主解决流动儿童就学问题。制定实施流动儿童义务教育后在流入地参加升学考试的办法。加快农村寄宿制学校建设，优先满足留守儿童住宿需求。

8. 保障特殊困难儿童接受义务教育权利 落实孤儿、残疾儿童、贫困儿童就学资助政策。加快发展特殊教育，基本实现市（地）和 30 万人口以上、残疾儿童较多的县（市）建立 1 所特殊教育学校；扩大残疾儿童随班就读、普通学校特教班和寄宿制残疾学生的规模，提高残疾儿童受教育水平。为流浪儿童、有严重不良行为和违法犯罪行为的儿童平等接受义务教育创造条件。

9. 加快发展高中阶段教育 逐步提高高中阶段教育财政投入水平，加大对中西部贫困地区高中阶段教育的扶持力度。推动普通高中多样化发展，满足不同儿童发展需求。

10. 大力发展职业教育 以服务为宗旨，以就业为导向，以提高质量为重点，深化职业教育改革，促进职业教育规模、专业设置与经济社会发展需求相适应。增强职业教育吸引力，逐步推行中等职业教育免费政策。

11. 全面推进素质教育 树立科学的教育观，全面贯彻教育方针，坚持面向全体学生、促进学生德智体美全面发展，提高学生的学习能力、实践能力、创新能力、社会适应能力和思想道德素质、科学文化素质、健康素质。

12. 加强和改进学校思想道德教育 坚持育人为本、德育为先，把社会主义核心价值体系融入国民教育全过程。把德育渗透于教育教学各个环节，贯穿于学校教育、家庭教育和社会教育各个方面。创新德育形式，丰富德育内容，不断提高德育工作吸引力和感染力，增强德育工作的针对性和实效性。充分发挥共青团和少先队在学校德育工作中的作用。

13. 提高儿童科学素养水平 开展多种形式的科普和社会实践活动，增强儿童对科学技术的兴趣和爱好，培养儿童科学探究能力和综合运用知识解决问题的能力。利用科技类博物馆、科研院所等科普教育基地和青少年科技教育基地等资源，为儿童提供科学实践的场所和机会。建立校外科学实践活动与学校课程相衔接的机制。加强校内外结合的儿童科普网络建设，建立和巩固一支专兼职相结合的儿童科普队伍。

14. 加快推进教育教学改革 积极推进课程体系、教学内容、教学方法、考试招生制度改革，建立教育质量标准和监测评价制度体系，完善学生综合素质和学业评价体系。完善和全面实施义务教育就近免试入学制度，解决学生择校问题。建立学生课业负担监测和公告制度，减少作业量和考试次数，减轻学生课业负担。

15. 提高教师队伍素质和能力 加强教师职业理想和职业道德教育，提高教师师德修养水平。将师德作为教师考核、聘任（聘用）和评价的首要内容。继续提高教师学历合格率和学历层次，完善教师培训制度，提高教师业务水平和教学能力。

16. 全面推进教育现代化和信息化 把教育信息化纳入国家信息化发展整体战略，提高农村中小学校接入互联网的比例，扩大农村现代远程教育网络覆盖面，基本建成覆盖城乡各级各类学校的教育信息化体系。

17. 建设民主、文明、和谐、平等、安全的友好型学校 建立尊师爱生的师生关系。保障学生参与学校事务的权利。创造有利于学生身体健康的学习、生活条件，提供安全饮用水和卫生厕所，改善寄宿制学校学生食堂和住宿条件。

18. 完善学校收费管理与监督机制 完善学校收费管理办法，规范学校收费行为和收费资金使用管理。

（三）儿童与福利

主要目标：

1. 扩大儿童福利范围，推动儿童福利由补缺型向适度普惠型的转变。

2. 保障儿童享有基本医疗卫生服务，提高儿童基本医疗保障覆盖率和保障水平，为贫困和大病儿童提供医疗救助。

3. 基本满足流动和留守儿童基本公共服务需求。

4. 满足孤儿生活、教育、医疗和公平就业等基本需求，提高孤儿家庭寄养率和收养率。

5. 提高 0 ～ 6 岁残疾儿童抢救性康复率。

6. 减少流浪儿童数量和反复性流浪。

7. 增加孤儿养护、流浪儿童保护和残疾儿童康复的专业服务机构数量。全国地级以上城市和重点县（市）建立 1 所具有养护、医疗康复、教育、技能培训等综合功能的儿童福利机构和 1 所流浪儿童救助保护机构。

8. 保障受艾滋病影响儿童和服刑人员未满 18 周岁子女的生活、教育、医疗、公平就业等权利。

策略措施：

1. 提高面向儿童的公共服务供给能力和水平 完善基本公共服务体系，增加财政对儿童福利的投入，逐步实现儿童基本公共服务均等化。

2. 保障儿童基本医疗 在城镇居民基本医疗保险和新型农村合作医疗制度框架内完善儿童基本医疗保障，逐步提高儿童医疗保障水平，减轻患病儿童家庭医疗费用负担。

3. 提高儿童医疗救助水平 加大对大病儿童和贫困家庭儿童的医疗救助。对贫困家庭儿童、孤儿、残疾儿童参加城镇居民基本医疗保险及新型农村合作医疗个人缴纳部分按规定予以补贴。

4. 扩大儿童福利范围 完善城乡居民最低生活保障制度，通过分类施保提高贫困家庭儿童生活水平。探索对儿童实施营养干预和补助的方法，改善儿童营养状况。逐步提高农村义务教育寄宿制学校家庭经济困难学生生活补助标准，扩大补助范围。

5. 建立健全孤儿保障制度 落实孤儿社会保障政策，满足孤儿生活、教育、医疗康复、住房等方面的需求。帮助有劳动能力的适龄孤儿就业。建立受艾滋病影响儿童和服刑人员未成年子女的替代养护制度，为受艾滋病影响儿童和服刑人员未成年子女的生活、教育、医疗、公平就业提供制度保障。

6. 完善孤儿养育和服务模式 加强儿童福利机构建设，全面提高儿童福利机构的管理服务水平。探索适合孤儿身心发育的养育模式。完善孤儿收养制度，规范家庭寄养，鼓励社会助养。建立和完善家庭寄养和亲属监护养育的监督、支持和评估体系，提高家庭寄养孤儿和亲属监护养育孤儿的养育质量。

7. 建立完善残疾儿童康复救助制度和服务体系 建立 0 ～ 6 岁残疾儿童登记制度，对贫困家庭残疾儿童基本康复需求按规定给予补贴。优先开展残疾儿童抢救性治疗和康复，提高残疾儿童康复机构服务专业化水平。以专业康复机构为骨干、社区为基础、家庭为依托建立残疾儿童康复服务体系，加强残疾儿童康复转介服务，开展多层次职业培训和实用技术培训，增强残疾儿童生活自理能力、社会适应能力和平等参与社会生活的能力。

8. 加强流浪儿童救助保护工作 完善流浪儿童救助保护网络体系，健全流浪儿童生活、教育、管理、返乡保障制度，对流浪儿童开展教育、医疗服务、心理辅导、行为矫治和技能培训。提高流浪儿童救助保护工作专业化和社会化水平，鼓励并支持社会力量保护和救助流浪儿童。探索建立流浪儿童早期预防干预机制。

9. 建立和完善流动儿童和留守儿童服务机制 积极稳妥推进户籍制度和社会保障制度改革，逐步将流动人口纳入当地经济社会发展规划。建立 16 周岁以下流动儿童登记制度，为流动儿童享有教育、医疗保健等公共服务提供基础。整合社区资源，完善以社区为依托，面向流动人口家庭的管理和服务网络，增强服务意识，提高服务能力。健全农村留守儿童服务机制，加强对留守儿童心理、情感和行为的指导，提高留守儿童家长的监护意识和责任。

（四）儿童与社会环境

主要目标：

1. 营造尊重、爱护儿童的社会氛围，消除对儿童的歧视和伤害。

2. 适应城乡发展的家庭教育指导服务体系基本建成。

3. 儿童家长素质提升，家庭教育水平提高。

4. 为儿童提供丰富、健康向上的文化产品。

5. 保护儿童免受网络、手机、游戏、广告、图书和影视中不良信息的影响。

6. 培养儿童阅读习惯，增加阅读时间和阅读量。90% 以上的儿童每年至少阅读一本图书。

7. 增加县、乡两级儿童教育、科技、文化、体育、娱乐等课外活动设施和场所，坚持公益性，提高利用率和服务质量。每个街道和乡（镇）至少配备 1 名专职或兼职儿童社会工作者。

8. 90% 以上的城乡社区建设 1 所为儿童及其家庭提供游戏、娱乐、教育、卫生、社会心理支持和转介等服务的儿童之家。

9. 保障儿童参与家庭生活、学校和社会事务的权利。

10. 保障儿童享有闲暇和娱乐的权利。

策略措施：

1. 广泛开展以儿童优先和儿童权利为主题的宣传教育活动，提高公众对儿童权利尤其是儿童参与权的认识。

2. 将家庭教育指导服务纳入城乡公共服务体系　普遍建立各级家庭教育指导机构，90% 的城市社区和 80% 的行政村建立家长学校或家庭教育指导服务点。建立家庭教育从业人员培训和指导服务机构准入等制度，培养合格的专兼职家庭教育工作队伍。加大公共财政对家庭教育指导服务体系建设的投入，鼓励和支持社会力量参与家庭教育工作。

3. 开展家庭教育指导和宣传实践活动　多渠道、多形式持续普及家庭教育知识，确保儿童家长每年至少接受 2 次家庭教育指导服务，参加 2 次家庭教育实践活动。加强家庭教育研究，促进研究成果的推广和应用。

4. 为儿童成长提供良好的家庭环境 倡导平等、文明、和睦、稳定的家庭关系，提倡父母与子女加强交流与沟通。预防和制止家庭虐待、忽视和暴力等事件的发生。

5. 创造有益于儿童身心健康的文化环境 引导各类媒体制作和传播有益于儿童健康成长的信息，增强文化产品的知识性、趣味性。制定优惠政策，鼓励和支持优秀儿童图书、影视、歌曲、童谣、舞蹈、戏剧、动漫、游戏等创作、生产和发行。办好儿童广播电视专题节目，严格控制不适合儿童观看的广播影视节目在大众传媒播出。积极组织适合儿童的文化活动，大力培育儿童文化品牌。加强文化市场监管，加大查处传播淫秽、色情、凶杀、暴力、封建迷信和伪科学的出版物及儿童玩具、饰品的力度。重视少数民族文字少儿读物的创作、译制和出版工作。

6. 规范与儿童相关的广告和商业性活动 严格执行相关法规政策，禁止母乳代用品广告宣传，规范与儿童有关的产品（服务）广告及烟酒广告播出。规范和限制儿童参加商业性演出和活动。

7. 为儿童健康上网创造条件 在公益性文化场所和儿童活动场所建设公共电子阅览室，为儿童提供公益性上网服务。社区公益性互联网上网服务设施，对儿童免费或优惠开放。推行绿色上网软件，加强对网络不良信息的打击和治理，净化互联网环境。加强对互联网上网服务营业场所的管理。互联网上网服务营业场所严格实行消费者实名登记制，并在显著位置设置未成年人禁入标志，不得允许未成年人进入。加大对“黑网吧”的打击力度。家庭和学校加强对儿童上网的引导，防止儿童沉迷网络。

8. 净化校园周边环境 落实维护校园周边治安秩序、确保校园安全的相关措施，在学校周边治安复杂地区设立治安岗进行巡逻，向学校、幼儿园派驻保安员。校园附近严格按规定设交通警示标志和安全设施，派民警或协管员维护地处交通复杂路段的小学、幼儿园周边道路的交通秩序。加强对校园周边商业网点和经营场所的监管，校园周边 200 米以内禁设网吧、游戏厅、娱乐场所。

9. 加大儿童活动设施建设 将儿童活动设施和场所建设纳入地方经济社会发展规划，增加彩票公益金对儿童活动设施和场所的投入，加大对农村地区儿童活动设施和场所建设和运行的扶持力度。规范儿童课外活动设施和场所的管理，各类文化、科技、体育等公益性设施和场所对儿童免费或优惠开放，并根据自身条件开辟专门供儿童活动的区域。加强爱国主义教育基地建设。

10. 强化城乡社区儿童服务功能 建立以社区为基础的儿童保护工作运行机制，充分挖掘和合理利用社区资源，动员学校、幼儿园、医院等机构和社会团体、志愿者参与儿童保护。整合社区资源建设儿童活动场所，配备专兼职工作人员，提高运行能力，为儿童及其家庭提供服务。

11. 为儿童阅读图书创造条件 推广面向儿童的图书分级制，为不同年龄儿童提供适合其年龄特点的图书，为儿童家长选择图书提供建议和指导。增加社区图书馆和农村流动图书馆数量，公共图书馆设儿童阅览室或图书角，有条件的县（市、区）建儿童图书馆。“农家书屋”配备一定数量的儿童图书。广泛开展图书阅读活动，鼓励和引导儿童主动读书。

12. 保障儿童的参与和表达权利 将儿童参与纳入儿童事务和儿童服务决策过程，决定有关儿童的重大事项，吸收儿童代表参加，听取儿童意见。畅通儿童参与和表达渠道，增加儿童社会实践机会，鼓励儿童参与力所能及的社会事务和社会公益活动，提高儿童的社会参与能力。

13. 增强儿童环保意识 开展环境和生态文明宣传教育，鼓励儿童积极参与环保活动，引导儿童践行低碳生活和绿色消费。

14. 加强儿童社会工作队伍建设 强化对儿童工作人员的社会工作能力培训，积极发挥社会工作专业人员在为儿童提供服务、维护儿童权益方面的作用。

15. 开展促进儿童发展的国际交流与合作 积极履行联合国《儿童权利公约》等国际公约，扩大多边和双边交流与合作，宣传我国促进儿童发展取得的成就。

（五）儿童与法律保护

主要目标：

1. 保护儿童的法律法规和法律保护机制更加完善。

2. 贯彻落实保护儿童的法律法规，儿童优先和儿童最大利益原则进一步落实。

3. 依法保障儿童获得出生登记和身份登记。

4. 出生人口性别比升高趋势得到遏制，出生人口性别比趋向合理。

5. 完善儿童监护制度，保障儿童获得有效监护。

6. 中小学生普遍接受法制教育，法律意识、自我保护意识和能力明显增强。

7. 预防和打击侵害儿童人身权利的违法犯罪行为，禁止对儿童实施一切形式的暴力。

8. 依法保护儿童合法财产权益。

9. 禁止使用童工（未满 16 周岁儿童）和对儿童的经济剥削。

10. 保障儿童依法获得及时有效的法律援助和司法救助。

11. 预防未成年人违法犯罪，降低未成年罪犯占刑事罪犯的比重。

12. 司法体系进一步满足儿童身心发展的特殊需要。

策略措施：

1. 继续完善保护儿童的法律体系 推进儿童福利、学前教育、家庭教育等立法进程。清理、修改、废止与保护儿童权利不相适应的法规政策。增强保护儿童相关法律法规的可操作性。

2. 加强法制宣传教育 提高家庭、学校、社会各界和儿童本人保护儿童权利的法制观念、责任意识和能力。

3. 加强执法监督 明确执法主体，强化法律责任，定期开展专项执法检查。加强对执法人员儿童权益保护知识和技能培训，增强儿童权益保护观念，提高执法水平。

4. 落实儿童出生登记制度 提高社会各界对出生登记的认识，完善出生登记相关制度和政策。加强部门协调和信息共享，简化、规范登记程序。

5. 消除对女童的歧视 宣传性别平等观念，增强全社会性别平等意识。建立有利于女孩及其家庭的利益导向机制，提高农村生育女孩家庭的经济社会地位。加大对利用 B 超等进行非医学需要的胎儿性别鉴定和选择性别人工终止妊娠行为的打击力度。

6. 建立完善儿童监护监督制度 提高儿童父母和其他监护人的责任意识，完善并落实不履行监护职责或严重侵害被监护儿童权益的父母或其他监护人资格撤销的法律制度。逐步建立以家庭监护为主体，以社区、学校等有关单位和人员监督为保障，以国家监护为补充的监护制度。

7. 保护儿童人身权利 加强社会治安综合治理，严厉打击强奸、拐卖、绑架、虐待、遗弃等侵害儿童人身权利的违法犯罪行为和组织、胁迫、诱骗儿童犯罪的刑事犯罪。严厉打击利用儿童进行扒窃、乞讨、卖艺、卖淫等违法犯罪行为。保护儿童免遭一切形式的性侵犯。建立受暴力伤害儿童问题的预防、强制报告、反应、紧急救助和治疗辅导工作机制。整合资源，探索建立儿童庇护中心。加强预防和打击拐卖儿童犯罪的法制宣传教育，提高儿童及其家长“防拐”意识和能力，为被解救儿童提供身心康复服务，妥善安置被解救儿童。禁止用人单位招用未满16周岁儿童，禁止介绍未满16周岁的儿童就业。建立健全监督惩罚机制，严厉打击使用童工的违法行为。严格执行国家对已满16周岁未满18周岁未成年工的保护规定，禁止安排未成年工从事过重、有毒、有害等劳动或危险作业。依法保护儿童的隐私权。

8. 加强儿童财产权益保护 依法保障儿童的财产收益权和获赠权、知识产权、继承权、一定权限内独立的财产支配权。

9. 完善儿童法律援助和司法救助机制 进一步扩大儿童接受法律援助的覆盖面，健全完善儿童法律援助工作网络，充实基层法律援助工作队伍，支持和鼓励基层法律服务机构、社会团体、事业单位等社会组织利用自身资源为儿童提供法律援助，确保儿童在司法程序中获得高效、快捷的法律服务和司法救助。

10. 推动建立和完善适合未成年人的专门司法机构 贯彻未成年人保护法，探索未成年人案件办理专业化。加快建设公安机关办理未成年人案件专门机构或落实专门人员。

11. 完善涉嫌违法犯罪的儿童处理制度 对涉嫌违法犯罪的儿童，贯彻教育、感化、挽救的方针，坚持教育为主、惩罚为辅的原则，依法从轻、减轻或者免除对违法犯罪儿童的处罚。依照有关法律规定，坚持未满16周岁儿童犯罪案件一律不公开审理、16周岁以上儿童犯罪案件一般不公开审理的原则，尊重和保护儿童合法权益。对羁押、服刑的未成年人，与成年人分别关押。对政府收容教养和劳动教养的未成年人及被决定强制隔离戒毒的未成年吸毒人员，与成年人分别收容、收戒。保障解除羁押、服刑或收容教养期满的未成年人复学、升学、就业不受歧视。

12. 完善具有严重不良行为儿童的矫治制度 建立家庭、学校、社会共同参与的运作机制，对有不良行为的儿童实施早期介入、有效干预和行为矫治。加强对具有严重不良行为儿童的教育和管理，探索专门学校教育和行为矫治的有效途径和方法，保障专门学校学生在升学、就业等方面的同等权利。对适用缓刑的未成年人和因犯罪接受社区矫正的未成年人，做好帮教工作。

四、组织实施

（一）加强对纲要实施工作的组织领导

国务院及地方各级妇儿工委负责纲要实施的组织、协调、指导和督促。政府有关部门、相关机构和社会团体结合各自职责，承担落实纲要中相应目标任务。

（二）制定地方儿童发展规划和部门实施方案

县级以上地方人民政府依据本纲要，结合实际制定本地区儿童发展规划。国务院及地方政府各有关部门、相关机构和社会团体结合各自职责，按照任务分工，制定实施方案，形成全国儿童发展规划体系。

（三）加强纲要与国民经济和社会发展规划的衔接

在经济和社会发展总体规划中体现儿童优先原则，将儿童发展的主要指标纳入经济和社会发展总体规划及专项规划，统一部署，统筹安排，同步实施，同步发展。

（四）保障儿童发展的经费投入

各级政府将实施纲要所需经费纳入财政预算，加大经费投入，并随着经济增长逐步增加。重点扶持贫困地区和少数民族地区儿童发展。动员社会力量，多渠道筹集资金，支持儿童发展。

（五）建立健全实施纲要的工作机制

建立政府主导、多部门合作、全社会参与的工作机制，共同做好纲要实施工作。建立目标管理责任制，将纲要主要目标纳入相关部门、机构和社会团体的目标管理和考核体系，考核结果作为对领导班子和有关负责人综合考核评价的重要内容。健全报告制度，各有关部门每年向本级政府妇儿工委和上级主管部门报告纲要实施的情况，各级妇儿工委每年向上级妇儿工委报告本地区纲要实施的总体情况。健全会议制度，定期召开各级妇儿工委全体会议，汇报、交流实施纲要的进展情况。健全监测评估制度，明确监测评估责任，加强监测评估工作。

（六）坚持和创新实施纲要的有效做法

及时开展对儿童发展和权益保护状况的调查研究，掌握新情况，分析新问题，为制定相关法规政策提供依据。加强儿童发展领域理论研究，总结探索儿童发展规律和儿童工作规律。开展国际交流和合作，学习借鉴促进儿童发展的先进理念和经验。不断创新工作方法，通过实施项目、为儿童办实事等方式解决重点难点问题；通过分类指导、示范先行，总结推广经验，推进纲要实施。

（七）加大实施纲要宣传力度

多渠道、多形式面向各级领导干部、儿童工作者、广大儿童和全社会宣传纲要内容及纲要实施中的典型经验和成效，宣传促进儿童保护和发展的法规政策和国际公约，营造有利于儿童生存、保护、发展和参与的社会氛围。

（八）加强实施纲要能力建设

将儿童优先原则的相关内容及相关法律法规和方针政策纳入各级行政学院培训课程。将实施纲要所需知识纳入培训计划，举办多层次、多形式培训，增强政府及各有关部门、机构相关人员、相关专业工作者实施纲要的责任意识和能力。

（九）鼓励儿童参与纲要实施

儿童既是纲要实施的受益者，也是纲要实施的参与者

实施纲要应听取儿童的意见和建议。提高儿童参与纲要实施的意识和能力，实现自身发展。

五、监测评估

（一）对纲要实施情况进行年度监测、中期评估和终期评估

及时收集、整理、分析反映儿童发展状况的相关数据和信息，动态反映纲要目标进展情况。在此基础上，系统分析和评价纲要目标达标状况，评判纲要策略措施和纲要实施工作的效率、效果、效益，预测儿童发展趋势。通过监测评估，准确掌握儿童发展状况，制定和调整促进儿童发展的政策措施，推动纲要目标的实现，为规划未来儿童发展奠定基础。

（二）各级妇儿工委设立监测评估领导小组，负责组织领导监测评估工

作，审批监测评估方案，审核监测评估报告等。监测评估领导小组下设监测组和评估组。

监测组由各级统计部门牵头，负责纲要监测工作的指导和人员培训，研究制定监测方案，收集、整理、分析数据和信息，撰写并提交年度监测报告等。

评估组由各级妇儿工委办事机构牵头，负责评估工作的指导和人员培训，制定评估方案，组织开展评估工作，撰写并提交评估报告等。

（三）各级政府要将监测评估工作所需经费纳入财政预算

各级政府及有关部门结合监测评估结果开展宣传，研究利用监测评估结果加强纲要实施。

（四）建立儿童发展综合统计制度，规范和完善与儿童生存、发展有关的统计指标和分性别统计指标，将其纳入国家和部门常规统计和统计调查。建立和完善国家、省、地三级儿童发展监测数据库。

（五）各级妇儿工委成员单位、相关机构及有关部门要向同级统计部门报送年度监测数据，向同级妇儿工委提交中期和终期评估报告。

附录十二 《国家药品安全“十二五”规划》

国发〔2012〕5号

（节选）

强化药品全过程质量监管。

严格药品研制监管。完善药品研制规范，制修订药品研制技术指导原则和数据管理标准，促进数据国际互认。建立健全药物非临床安全性评价实验室、药物临床试验机构监督检查体系和监管机制，探索建立分级分类监督管理制度。提高药物临床试验现场检查覆盖率，加强药物临床试验安全数据的监测。所有新药申请的非临床研究数据必须来源于符合《药物非临床研究质量管理规范》的机构。鼓励罕见病用药和儿童适宜剂型研发。加强受试者保护，提高药物临床试验的社会参与度和风险管理水平。加强医疗器械临床试验管理，制订质量管理规范。加强医疗器械产品注册技术审查指导原则制订工作，统一医疗器械审评标准，提高审评能力。

附录十三 《中华人民共和国国民经济和社会发展第十三个五年规划纲要》

（节选）

第四节　加强妇幼卫生保健及生育服务

全面推行住院分娩补助制度，向孕产妇免费提供生育全过程的基本医疗保健服务。加强出生缺陷综合防治，建立覆盖城乡居民，涵盖孕前、孕期、新生儿各阶段的出生缺陷防治免费服务制度。全面提高妇幼保健服务能力，加大妇女儿童重点疾病防治力度，提高妇女常见病筛查率和早诊早治率，加强儿童疾病防治和预防伤害。全面实施贫困地区儿童营养改善和新生儿疾病筛查项目。婴儿死亡率、5 岁以下儿童死亡率、孕产妇死亡率分别降为 7.5‰、9.5‰、18/10 万。

第六十六章　保障妇女未成年人和残疾人基本权益

坚持男女平等基本国策和儿童优先，切实加强妇女、未成年人、残疾人等社会群体权益保护，公平参与并更多分享发展成果。

第一节　促进妇女全面发展

实施妇女发展纲要。保障妇女平等获得就学、就业、婚姻财产和参与社会事务等权利和机会，保障农村妇女土地权益，提高妇女参与决策管理水平。加强妇女扶贫减贫、劳动保护、卫生保健、生育关怀、社会福利、法律援助等工作。严厉打击拐卖妇女儿童、暴力侵害妇女等违法犯罪行为。消除对妇女的歧视和偏见，改善妇女发展环境。

第二节　关爱未成年人健康成长

实施儿童发展纲要。强化对未成年人生存权、发展权、受保护权、参与权的依法保障和社会责任。完善未成年人监护制度，构建未成年人关爱社会网络，健全社区未成年人保护与服务体系。消除童工现象。制定实施青年发展规划，营造良好成长成才环境，促进学校教育、家庭教育、社会教育协调互动，培养青少年勤学、修德、明辨、笃实的良好品质，激发青少年活力和创造力。加强学校及周边社会治安综合治理，严厉打击危害未成年人身心健康的违法犯罪行为。加强未成年人心理健康引导。有效预防未成年人犯罪。鼓励青少年更多参与志愿服务和社会公益活动。

第三节 提升残疾人服务保障水平

支持残疾人事业发展，建立健全残疾人基本福利制度，实现残疾人基本民生兜底保障。完善重度残疾人医疗报销制度。优先保障残疾人基本住房。完善残疾人就业创业扶持政策，健全公共机构为残疾人提供就业岗位制度。加强残疾人康复和托养设施建设，鼓励社会力量提供服务。加强残疾人无障碍设施建设和维护。实施 0 ～ 6 岁残疾儿童康复、贫困残疾人基本型辅助器具适配等重点康复工程。建设康复大学，培养康复专业技术人才。

附录十四 《国务院办公厅关于促进医药产业健康发展的指导意见》

（节选）

推动重大药物产业化。继续推进新药创制，加快开发手性合成、酶催化、结晶控制等化学药制备技术，推动大规模细胞培养及纯化、抗体耦联、无血清无蛋白培养基培养等生物技术研发及工程化，提升长效、缓控释、靶向等新型制剂技术水平。以临床用药需求为导向，在肿瘤、心脑血管疾病、糖尿病、神经退行性疾病、精神性疾病、高发性免疫疾病、重大传染性疾病、罕见病等领域，重点开发具有靶向性、高选择性、新作用机理的治疗药物，重点仿制市场潜力大、临床急需的国外专利到期药品。加快新型抗体、蛋白及多肽等生物药研发和产业化。完善疫苗供应体系，积极创制手足口病疫苗、新型脊髓灰质炎疫苗、宫颈癌疫苗等急需品种及新型佐剂。针对儿童用药需求，开发符合儿童生理特征的新品种、剂型和规格。开展临床必需、用量小、市场供应短缺的基本药物定点生产，加强其生产能力建设和常态化储备，满足群众基本用药需求。

附录十五 《关于保障儿童用药的若干意见》

国卫药政发〔2014〕29号

各省、自治区、直辖市人民政府，新疆生产建设兵团：

保障儿童基本用药需求，促进儿童用药安全科学合理使用，对于防治儿童疾病、提升儿童健康水平具有重要意义。当前，我国儿童用药适宜品种少、适宜剂型和规格缺乏、药物临床试验基础薄弱、不规范处方行为和不合理用药等问题仍比较突出，亟待采取措施予以解决。为进一步做好保障儿童用药工作，经国务院同意，现提出以下意见：

一、加快申报审评，促进研发创制

1. 建立申报审评专门通道 针对国外已上市使用但国内缺乏且临床急需的儿童适宜品种、剂型、规格，加快申报审评进度。

2. 建立鼓励研发创新机制 根据我国儿童疾病防治需求，借鉴国际经验，逐步建立鼓励研发的儿童药品目录，并将其纳入国家“重大新药创制”科技重大专项、蛋白类生物药和疫苗重大创新发展工程，整合优势单位协同创新研发，提升产业自主创新能力，引导和鼓励企业优先研发生产。

3. 鼓励开展儿童用药临床试验 加强儿童用药临床试验管理，推动临床试验平台建设和研究团队能力建设，提高受试者参与度。探索建立新药申请时提供相关儿童临床试验数据及用药信息的制度。对已上市品种，要求药品生产企业及时补充完善儿童临床试验数据。

二、加强政策扶持，保障生产供应

1. 对儿童用药价格给予政策扶持，儿童专用剂型可单列代表品，不受成人药品定价水平影响；对儿童适宜剂型，研究规定较为宽松的剂型比价系数。对部分临床必需但尚在专利保护期内的进口儿童用药，探索建立价格谈判机制，推动降低药品价格，满足临床需求。发挥医疗保险对儿童用药的保障功能，按规定及时将儿童适宜剂型、规格纳入基本医疗保险支付范围。

2. 优先支持儿童用药生产企业开展产品升级、生产线技术改造，推动企业完善质量管理体系，提升产品质量水平，保障用药安全。

3. 加强儿童用药供应使用情况监测，对临床必需、易短缺的药品采取价格、采购等扶持政策，调动企业生产和配送积极性；对其中用量小的品种，研究采取定点生产或储备的方式保障供应。

4. 各地要建立健全短缺药品供应保障预警机制，及时掌握短缺儿童用药生产动态，积极协调解决生产企业存在的突出问题和困难，提高生产供应保障能力。

三、完善体系建设，提高临床使用综合评价能力

1. 完善用药指南 发挥专业协会学术优势，组织专家总结临床用药经验及安全用药数据，形成行业共识，推动建立科学规范的儿童用药指南，引导企业研发申报，指导企业组织生产。

2. 加强药品说明书管理 对部分已临床使用多年但药品说明书缺乏儿童用药数据的药品，发挥专业协会作用，组织论证、补充完善儿童用药数据，引导企业修订药品说明书。

3. 开展临床使用综合评价 在全国范围内遴选具有医、教、研、防综合优势的儿童专科医院和儿科中医药诊疗水平较高的中医医院，建立健全儿童临床用药综合评价体系。以基本药物为重点，建立儿童用药临床数据库，整理分析各地儿童用药用法用量、疗效、药代动力学及配伍相互作用数据，定期开展综合评价。

4. 推动人才队伍建设 完善儿科教育培训内容，制订专科培训计划，重点加强基层医务人员儿科专项培训，提高专业水平和服务能力，调动医务人员积极性。

四、强化监督管理，确保质量安全

1. 加强药品质量监管 做好安全性、有效性和质量可控性审核，严格技术要求，完善研发评估标准，严格生产流通和使用全过程监管，严厉打击制售假冒伪劣药品的行为，强化责任追究。不断完善药品不良反应监测和应急机制。

2. 规范处方行为，引导合理使用 各级各类医疗机构要参照国家处方集、基本药物临床应用指南和处方集，规范处方行为，推进药品使用管理信息化，提高科学诊疗和合理用药水平。发挥药师作用，加强抗菌素等重点药品应用管理和评价，建立用药处方、医嘱点评制度，将点评结果作为医师定期考核和绩效管理依据，确保儿童用药合理使用。

五、坚持中西药并重，发挥中医药特色优势

充分发挥中医药在儿童用药方面的特色优势。总结中医儿科临床用药经验，加大儿科中成药和中药院内制剂研发力度，完善临床评价标准，加快审评进度，推动完善儿科中药安全性、有效性、经济性的再研究、再评价及相应技术标准。逐步规范儿科中药产品的功能主治、用法、用量、配伍及不良反应警示，进一步促进儿科中药临床合理应用，推动中医药事业快速健康发展。

六、加强合理用药宣传，提高全民健康意识

加大新闻宣传和健康教育力度，坚持正确的舆论导向，积极开展形式多样的儿童合理用药宣传和健康教育活动。普及医学科学及安全用药知识，引导公众形成良好用药观念和习惯，提高社会安全用药意识，最大限度保障儿童用药安全，维护儿童健康权益。

各地区各有关部门要充分认识保障儿童用药工作的重要性，统筹推进，抓好落实。有关部门要加强沟通协作、政策衔接和对地方的指导。各地要结合实际细化工作措施，推动各项工作顺利开展。

国家卫生计生委　国家发展改革委

工业和信息化部　人力资源社会保障部

国家食品药品监管总局　国家中医药局

2014 年 5 月 21 日

附录十六 《国家卫生计生委办公厅关于成立国家卫生计生委儿童用药专家委员会的通知》

中华人民共和国国家卫生和计划生育委员会 2015-03-12

国卫办药政函〔2015〕150 号

（节选）

各省、自治区、直辖市卫生计生委，新疆生产建设兵团卫生局：

为进一步落实国家卫生计生委等 6 部门《关于保障儿童用药的若干意见》（国卫药政发〔2014〕29 号），充分发挥儿科专业学会的学术优势，完善儿童用药数据，促进儿童用药安全科学合理使用，保障儿童基本用药需求，决定组建国家卫生计生委儿童用药专家委员会。

国家卫生计生委儿童用药专家委员会的主要职责为：负责组织相关专家总结儿科临床用药经验及安全用药数据，形成行业共识，推动建立科学规范的儿童用药指南，对部分已临床使用多年但药品说明书缺乏儿童用药数据的药品进行组织论证、补充完善儿童用药数据，对保障儿童用药工作提出建议，开展相关具体指导实施工作。

委员会办公室设在首都医科大学附属北京儿童医院，负责日常管理工作。

附录十七 《国家卫生计生委办公厅关于进一步加强医疗机构儿童用药配备使用工作的通知》

中华人民共和国国家卫生和计划生育委员会 2015-09-02

国卫办药政函〔2015〕719 号

（节选）

各省、自治区、直辖市卫生计生委，新疆生产建设兵团卫生局：

为进一步加强医疗机构儿童用药配备使用工作，促进儿童用药安全科学合理使用，满足儿童基本用药需求，现将有关要求通知如下。

一、加强药品配备，满足临床需求

根据《处方管理办法》（原卫生部令第 53 号）关于医疗机构药品配备有关规定，儿童用药应当满足不同年龄层次患儿需求，属于因特殊诊疗需要使用其他剂型和剂量规格药品的情况，各医疗机构要放宽对儿童适宜品种、剂型、规格的配备限制。

二、完善采购工作，确保药品供应

进一步落实公立医院药品集中采购工作，对妇儿专科非专利药品等暂不列入招标采购的药品，各地可参照国家卫生计生委委托行业协会、学术团体公布的妇儿专科非专利药品遴选原则和示范药品，合理确定本地区药品的范围和具体剂型、规格，直接挂网采购，满足儿科临床需求。

三、规范处方行为，引导合理使用

各医疗机构要参照国家处方集、基本药物临床应用指南和处方集，规范处方行为，推进药品使用管理信息化，提高合理用药水平。要充分发挥药师作用，加强抗菌素等重点药品应用管理和评价，建立用药处方、医嘱点评制度，将点评结果作为医师定期考核和绩效管理依据，确保儿童用药科学、规范、安全、合理。

国家卫生计生委办公厅

附录十八 《关于完善公立医院药品集中采购工作的指导意见》

（节选）

一、实行药品分类采购

3. 对妇儿专科非专利药品、急（抢）救药品、基础输液、临床用量小的药品（上述药品的具体范围由各省区市确定）和常用低价药品，实行集中挂网，由医院直接采购。

附录十九 《关于落实完善公立医院药品集中采购工作指导意见的通知》

（节选）

（三）直接挂网采购药品

包括妇儿专科非专利药品、急（抢）救药品、基础输液、常用低价药品以及暂不列入招标采购的药品。各地可参照国家卫生计生委委托行业协会、学术团体公布的妇儿专科非专利药品、急（抢）救药品遴选原则和示范药品，合理确定本地区相关药品的范围和具体剂型、规格，满足防治需求。

附录二十《关于临床急需儿童用药申请优先审评审批品种评定基本原则及首批优先审评品种的公告》

（节选）

为贯彻落实国家食品药品监督管理总局《关于药品注册审评审批若干政策的公告》（2015年第230号）精神，我中心组织制定了《临床急需儿童用药申请优先审评审批品种评定的基本原则》（以下简称“基本原则”）及根据“基本原则”拟定了优先审评审批的儿童用药注册申请品种目录。于2015年12月21日至28日公开征求了社会意见并完善后，经国家食品药品监督管理总局同意。现将“基本原则”（附件1）和确定的首批优先审评审批的儿童用药品种目录（附件2）予以公告。确定的优先审评审批品种将列入审评计划优先审评。

特此公告。

附件：1. 临床急需儿童用药申请优先审评审批品种评定的基本原则

　　　2. 优先审评审批的儿童用药注册申请目录（第一批）

附件1

临床急需儿童用药申请优先审评审批品种评定的基本原则

一、本原则适用于对临床急需儿童专用药品的优先审评审批品种评定。

二、基本原则

（一）新增用于儿童人群品种

此类品种，应满足以下任一条件。

1. 针对严重威胁儿童生命或者影响儿童生长发育，且目前无有效治疗药物或治疗手段的疾病；

2. 相比现有的治疗药物，具有明显治疗优势。

（二）改剂型或新增规格品种

此类品种应同时满足以下两个条件。

1. 国内现行药品说明书中包含有确定的“儿童用法用量”。

2. 现有剂型或规格均不适用于儿童，新增剂型或规格适合于儿童。

（三）仿制品种

对于目前市场短缺的儿童用药品，实行优先审评。

上述（二）和（三）的品种，若申报厂家的数目为多家申请的，按照申请先后排队顺序，对排第一位的优先审评，若经审评不符合要求，则取消优先资格，后面的同品种申请可按序增补替代。

附录二十一《儿科非专利药品直接挂网采购示范药品遴选原则（化学药品和生物制品部分）》

（节选）

一、以患者为中心，以临床用药需求为导向。

二、安全、有效、经济，适宜儿童使用的药品。

三、说明书中有明确儿科适应证的药品或目前在儿科临床常用的药品。

四、适宜儿童使用的剂型和规格。

五、优先选择标准

（一）纳入国家基本药物目录、国家医保目录和WHO儿童基本药物示范目录的药品。

（二）中国药典、国家处方集（包括儿童用药部分）收载的药品。

（三）纳入国家临床路径、重大疾病保障、重大药物创新、重大公共卫生项目的药品。

（四）纳入儿科常见疾病临床治疗指南（共识）或诊疗规范的药品。

（五）临床必需但供应短缺的药品。

（六）说明书中有儿童用法用量的药品。

（七）不需要特殊条件储存、方便临床使用的药品。

六、独家生产药品和采购金额大的药品重点论证。

七、坚持公平、公正、廉政。

附录二十二 《关于加强儿童医疗卫生服务改革与发展的意见》

儿童健康事关家庭幸福和民族未来。加强儿童医疗卫生服务改革与发展，是健康中国建设和卫生计生事业发展的重要内容，对于保障和改善民生、提高全民健康素质具有重要意义。为贯彻落实《中共中央国务院关于实施全面两孩政策改革完善计划生育服务管理的决定》和《国务院办公厅关于印发全国医疗卫生服务体系规划纲要（2015-2020年）的通知》（国办发〔2015〕14号）精神，缓解我国儿童医疗卫生服务资源短缺问题，促进儿童医疗卫生事业持续健康发展，现就加强儿童医疗卫生服务改革与发展提出以下意见。

一、总体要求和主要目标

（一）总体要求

深入贯彻落实党的十八大和十八届三中、四中、五中全会精神，通过加强儿科医务人员培养和队伍建设，完善儿童医疗卫生服务体系，推动儿童医疗卫生服务领域改革与创新，促进儿童医疗卫生事业发展和儿童健康目标实现。"十三五"期间，制定实施儿科医务人员培养规划，通过"培养一批、转岗一批、提升一批"，增加儿科医务人员数量，提高队伍整体素质。通过调整结构、优化布局、提升能力，完善儿童医疗卫生服务体系，实现区域儿童医疗卫生资源均衡发展。通过深化体制机制改革，建立完善促进儿童医疗卫生事业发展的政策体系和激励机制，调动儿科医务人员积极性。坚持预防为主、防治结合、发挥基层作用，做好儿童医疗卫生服务工作，增强人民群众获得感。

（二）主要目标

到2020年，建立健全功能明确、布局合理、规模适当、富有效率的儿童医疗卫生服务体系，每千名儿童床位数增加到2.2张。加强儿科医务人员队伍建设，每千名儿童儿科执业（助理）医师数达到0.69名，每个乡镇卫生院和社区卫生服务机构至少有1名全科医生提供规范的儿童基本医疗服务，基本满足儿童医疗卫生需求。

二、加强儿科医务人员培养和队伍建设

（一）推进高等院校儿科医学人才培养

改革儿科学专业化教育，制定普通高校开展儿科学专业人才培训规划。儿科医疗资源短缺的地区可在有条件的高校举办儿科学本科专业教育。2016

年起在 39 所举办“5+3”一体化医学教育的高校开展一体化儿科医生培养。根据教学资源和岗位需求，扩大儿科学专业研究生招生规模，医疗机构优先招聘儿科学专业本科生和研究生。继续推进农村订单定向医学生免费培养工作，“十三五”期间每年为基层医疗卫生机构招收培养约 5000 名从事儿科等各科常见疾病诊疗服务的全科医学人才。

（二）扩大儿科专业住院医师规范化培训规模

根据临床医学、儿科学毕业生数量和岗位需求，住院医师规范化培训招生向儿科倾斜，到 2020 年累计招收培训儿科专业住院医师 3 万名以上。加强培训体系建设及培训过程管理，注重培养临床诊疗能力，提高临床技能水平，使培训合格的儿科专业住院医师具备独立从事儿科临床工作的能力。各地统筹使用住院医师规范化培训财政补助资金时，在生活补助等方面适当向儿科倾斜，鼓励各地探索订单式培养的有效途径。鼓励和吸引经过住院医师规范化培训的中医、中西医结合专业住院医师从事中医儿科诊疗工作。

（三）开展儿科医师转岗培训

通过财政补助和医院自筹等方式拓宽经费来源，加大儿科医师转岗培训力度。对已转到其他岗位的儿科医师，鼓励和引导他们返回儿科岗位。开展市、县级医疗机构相关专业医师的儿科转岗培训，使其系统掌握儿科季节性疾病、常见病、多发病的病因、发病机理、临床表现、诊断及鉴别诊断、治疗、康复与预防等专业知识和技能。经转岗培训考核合格且符合条件的，在原专科执业范围的基础上增加儿科执业范围，并纳入相关专业和儿科专业医师定期考核。

三、完善儿童医疗卫生服务体系

（一）加强儿童医院、综合医院儿科和妇幼保健机构建设

将增加儿童医疗卫生资源供给作为“十三五”期间卫生计生服务体系建设的重点，进一步加大政府投入，重点支持地市级儿童医院、综合医院儿科和省、市、县妇幼保健机构建设，建成国家、省、市、县四级儿童医疗卫生服务体系。结合各地医疗卫生服务体系规划和医疗资源配置情况，省会城市设置 1 所儿童医院，其他常住人口超过 300 万的地级市可设置 1 所儿童医院；城市综合医院可根据医疗需求开设儿科门诊，需求较大的设置儿科病房；每个县至少有 1 所县级公立医院设置有病房的儿科，并根据实际需求合理确定

病房床位数；各地可依托医学院校建设儿童医院。加强儿童医疗卫生服务资源的统筹利用，鼓励有条件的妇幼保健机构扩展强化产科、儿科等服务功能，提高资源配置效率和服务水平。

（二）优化优质儿童医疗资源区域布局

促进区域间儿科医疗服务同质化，减少患者跨区域流动，减轻患者看病就医负担。制定国家儿童医学中心设置规划、标准和程序，充分利用现有优质医疗资源，依托规模适宜、水平领先的儿童医院或者设有儿科的综合医院，结合国家临床重点专科建设项目，分区域设置国家儿童医学中心。发挥各中心的引领和辐射作用，提供儿童重大疾病、疑难复杂疾病和急危重症诊疗及康复服务；培养儿科师资力量和骨干人才；开展儿科临床转化研究，开发推广儿科高新技术和适宜技术。

（三）推动形成儿童医疗服务网络

统筹规划、合理布局区域内儿科医疗资源，形成儿童医疗服务网络。结合推进分级诊疗制度建设，明确各级医疗卫生机构服务功能定位，儿童医院和三级综合医院重点收治重大专科疾病和疑难复杂疾病患者，基层医疗卫生机构主要负责儿童疾病预防保健、基本医疗服务等。提升基层医疗卫生机构儿童服务能力，加强全科医生儿科专业技能培训。妇幼保健机构做好儿童医疗和预防保健工作。加强医疗机构与康复机构协作，做好残疾儿童早期干预。充分借助“互联网+”行动计划和国家大数据发展战略，利用信息网络技术，不断丰富儿童医疗卫生服务手段，健全完善儿童健康教育、医疗信息查询、在线咨询和远程医疗服务体系。

四、推进儿童医疗卫生服务领域改革

（一）合理调整儿科医疗服务价格

按照“总量控制、结构调整、有升有降、逐步到位”的原则，合理调整儿科医疗服务价格。对于儿童临床诊断中有创活检和探查、临床手术治疗等体现儿科医务人员技术劳务特点和价值的医疗服务项目，收费标准要高于成人医疗服务收费标准。调整后的医疗费用按规定纳入医保支付范围，避免增加患者就医负担。

（二）提高儿科医务人员薪酬待遇

大力提升儿科医务人员岗位吸引力。健全以服务质量、数量和患者满意度为核心的内部分配机制，做到优绩优酬、同工同酬。严禁把医务人员个人收入与医疗机构药品、耗材、检查和化验收入挂钩。在医疗机构内部分配中，要充分考虑儿科工作特点，合理确定儿科医务人员工资水平，儿科医务人员收入不低于本单位同级别医务人员收入平均水平。

（三）促进儿科医务人员职业发展

经过住院医师规范化培训的儿科医师，可参照国家卫生计生委等部门《关于开展全科医生特设岗位计划试点工作的暂行办法》，在职称晋升和主治医师岗位聘用中给予适当倾斜。在卫生计生突出贡献专家选拔和其他评优评先工作中，对于符合条件的儿科医务人员，予以重点考虑。

（四）推进优质儿童医疗资源下沉

通过组建医院集团、医疗联合体、对口支援等方式，促进优质儿童医疗资源下沉。鼓励儿童医院、二级以上综合医院和妇幼保健机构儿科医师到基层医疗卫生机构多点执业，或者定期出诊、巡诊，提高基层医疗卫生机构服务能力，方便患者就近就诊。通过远程医疗提高儿童医疗卫生服务可及性，通过进修教育、远程培训等，重点为中西部地区培训儿科骨干人才，促进区域间医疗服务能力均衡发展。

（五）优先开展儿童家庭签约服务

建立基层医疗卫生机构家庭医生签约服务制度，优先与儿童家庭开展签约服务。有条件的基层医疗卫生机构，可以将儿童医院、综合医院和妇幼保健机构的儿科医师纳入签约团队，为儿童提供预防、医疗、康复、保健服务。

（六）鼓励社会力量举办儿童专科医疗机构

引导和鼓励社会力量举办儿童医院、儿科诊所，形成多元办医格局，满足多样化儿童医疗卫生服务需求。进一步简化审批程序，缩短审批时限，优化审批流程，有条件的地方要提供一站式服务；在临床重点专科建设、人才培养等方面对社会办非营利性医疗机构，执行与公立医疗机构同等补助政策；通过特许经营、公建民营、民办公助等模式，支持社会力量举办非营利性儿童医院。各地可通过政府购买服务等方式，支持社会办儿童专科医疗机构为儿童提供基本医疗卫生服务，符合条件的医疗机构按规定纳入医保定点范围。鼓励公立医院与社会办儿童医院、儿科诊所开展合作，在确保医疗安全和满足医疗核心功能的前提下，实现医学影像、医学检验等资源共享。

（七）开展贫困家庭儿童医疗救助

全面实施贫困地区新生儿疾病筛查项目，完善城乡医疗救助制度，加大贫困家庭儿童医疗救助力度，做好与城乡居民基本医保、大病保险、疾病应急救助等制度的衔接，进一步提高儿童重大疾病救治费用保障水平，减少贫困儿童家庭因病致贫、因病返贫。

（八）做好儿童用药供应保障

建立儿童用药审评审批专门通道，对儿童用药价格给予政策扶持，优先支持儿童用药生产企业产品升级、技术改造。建立健全短缺药品供应保障预警机制，及时掌握短缺儿童用药生产动态，积极协调解决生产企业突出问题和困难，提高生产供应保障能力。

五、防治结合提高服务质量

（一）促进儿童预防保健

各地要按照国家基本公共卫生服务规范开展儿童健康管理，做好预防接种，实施新生儿保健、生长发育监测、营养与喂养指导等，加强肺结核等儿童传染病防治。运用中医药方法对儿童常见健康问题进行保健指导和干预，促进儿童健康发育。开展健康知识和疾病预防知识宣传，提高家庭儿童保健意识。通过促进道路交通安全、环境整治等工作，减少儿童伤害。寄宿制学校或者600人以上的非寄宿制学校要设立卫生室（保健室），充分发挥幼儿园和学校校医作用，开展季节性疾病和常见病、多发病预防保健工作，减少季节性疾病暴发。

（二）加强儿童急危重症救治能力建设

依托技术力量较强的儿童医院、综合医院儿科和妇幼保健机构，在城市和县域建立儿童急危重症救治中心。提高院前急救机构反应能力，及时将急危重症儿童转运至救治中心。儿童医院、综合医院和妇幼保健机构要开通急危重症儿童急诊绿色通道，提高救治能力，实现院前急救、院内急诊、重症监护无缝有效衔接。

（三）有效应对高峰期医疗需求

各省级卫生计生部门（含中医药管理部门）和各级医疗机构要制定儿童就诊高峰期应对预案，在学生假期和季节性疾病高发期，根据儿童医疗服务需求，合理调配儿科医务人员力量，做好门诊和急诊的有效衔接，满足高峰期儿童患者医疗需求。组织开展二级以上综合医院内科高年资医师的儿科专业培训工作，使其具备儿科季节性疾病、常见病、多发病的临床诊疗能力，在儿童就诊高峰期充实儿科医疗力量。

（四）加强中医儿科诊疗服务

分区域建设国家中医儿科诊疗中心，发挥中医药在儿科重大疾病、疑难重症诊疗方面的作用。在全国县级以上公立中医院普遍设立儿科，提供儿科常见病、多发病中医药诊疗服务。有条件的地市级以上中医院应当开设儿科病房。在基层医疗卫生机构大力推广运用中医药技术方法开展儿童基本医疗和预防保健。县级以上妇幼保健机构能够提供儿科中医药服务，省级和市级妇幼保健机构设置中医儿科。儿童医院能够提供儿科中医药服务，三级儿童医院和有条件的二级儿童医院应当设置中医儿科。

（五）构建和谐医患关系

儿童医院和综合医院儿科要针对儿童及其家属心理特点，开展社工和志愿者服务，加强医患沟通，及时释疑解惑，畅通医疗纠纷投诉渠道，建立投诉反馈制度。大力开展“平安医院”建设，推进实施院内调解、人民调解、司法调解和医疗责任保险制度，推动医疗纠纷依法解决。严厉打击伤害医务人员、医闹等涉医违法犯罪行为，为儿科医务人员创造良好执业环境。普及儿科疾病防病医学知识，引导居民形成合理就医预期。

六、组织实施

（一）加强组织领导

各地区、各有关部门要高度重视，强化落实责任，把加强儿童医疗卫生服务改革与发展摆在重要位置，纳入健康中国建设和实施全面两孩政策的总体部署，加强组织领导，密切协作配合，完善配套措施。地方各级人民政府要调查分析区域服务资源现状，2016 年 6 月底前制定儿科医务人员培养规划和加强儿童医疗卫生服务改革与发展的具体实施方案，确保各项政策措施取得实效。综合医改试点省份和公立医院综合改革试点城市要将儿童医疗卫生服务领域改革纳入医改整体规划，加强政策协调衔接，与各项改革重点工作统筹推进。

（二）强化部门协作

卫生计生部门（含中医药管理部门）要按照全国医疗卫生服务体系规划

纲要（2015～2020年）和医疗机构设置规划，合理布局区域内儿童医疗卫生服务资源，推动开展规范化的儿科诊疗服务，加强儿童医疗卫生服务监管，提高医疗质量，确保医疗安全。发展改革部门要将加强儿童医疗卫生服务纳入国民经济和社会发展总体规划，加强医疗卫生机构建设，在医疗服务价格改革中，根据儿科服务特点科学核定儿科医疗服务价格。教育部门要加强儿科学专业医学生培养力度。财政部门要切实落实财政投入相关政策，并向儿童医院和儿科、儿童康复工作适当倾斜。人力资源社会保障部门、卫生计生部门要按规定将调整后的儿科医疗费用纳入医保支付范围，完善城乡居民基本医保制度，逐步提高保障水平。人力资源社会保障部门要会同有关部门加快推进公立医院薪酬制度改革，配合卫生计生部门指导公立医院完善内部分配机制，调动儿科医务人员积极性。

（三）加强社会宣传

各地区、各有关部门要高度重视儿童医疗卫生服务工作的社会宣传，充分运用多种宣传手段和宣传平台加强政策宣介和解读，引导全社会共同关注和支持儿童医疗卫生服务工作，营造良好舆论氛围。

（四）开展考核督查

国家卫生计生委要会同相关部门建立重点工作跟踪和定期督导制度，对重点任务设置年度指标，强化政策指导和督促检查，及时总结经验并定期通报工作进展。

附录二十三 《深化医药卫生体制改革2016年重点工作任务》

国办发〔2016〕26号

（节选）

提高药品供应保障能力。强化短缺药品供应保障和预警，建立多部门会商联动机制，以省（区、市）为单位选择若干医院和基层医疗卫生机构作为短缺药品监测点，完善短缺药品信息报送制度。建立以基本药物为重点的临床用药综合评价体系。推动建立常态短缺药品储备制度。对已完成定点生产的4个品种，组织公立医疗机构按规定从定点生产企业采购，对中标企业的生产供应情况进行监测，及时解决出现的问题。扩大定点生产试点品种范围，新增5个左右品种。支持建设小品种生产基地。加大科技创新力度，实施促进我国医疗器械和医药产业发展的指导性政策。加快推进重大新药的自主创新与产业化，加快推进医疗器械国产化和品牌化发展。深化药品医疗器械审评审批制度改革。进一步畅通儿童、老年人等特殊人群用药以及罕见病用药、临床急需药品的审评审批专门通道，加快注册审评进度。建立生产、配送企业约谈制度，重点提高乡村、边远地区药品配送管理水平，完善短缺药品配送管理。（卫生计生委、工业和信息化部、发展改革委、食品药品监管总局、科技部负责）

健全药品供应保障机制。

巩固完善基本药物制度。研究基本药物目录、生产、标识、价格、配送、配备使用等方面实行政策统一的工作，鼓励地方先行开展探索。研究儿童基本用药适宜剂型、规格，加强基本药物临床应用和处方集培训，加大对贫困地区药事服务帮扶力度。推进仿制药质量和疗效一致性评价，做好基本药物全品种抽验工作。继续加强对国家基本药物品种的不良反应监测，及时向社会发布药品安全性信息。开展专项检查、飞行检查等多种形式的监督检查，对基本药物生产、经营过程中存在的违法违规行为，予以立案查处。增加艾滋病等特殊药物免费供给。推进保障老年人基本用药工作。（卫生计生委、财政部、发展改革委、科技部、工业和信息化部、食品药品监管总局、中医药局分别负责）

第三部分 《儿童用药保障条例》起草说明

儿童时期是人生发展的关键时期。儿童是人类的未来，是社会可持续发展的重要资源。儿童发展是国家经济社会发展与文明进步的重要组成部分，儿童是我国人口的重要组成部分。根据国家统计局 2016 年 2 月 29 日发布的《2015 年国民经济和社会发展统计公报》，2015 年年末，我国 0 ～ 15 岁（含不满 15 周岁）人口为 22715 万人，占总人口的 17.6%。为儿童提供必要的医疗卫生保障，最大限度地满足儿童的健康需要，将为儿童一生的发展奠定重要基础。对于全面提高中华民族素质，建设人力资源强国具有重要战略意义。发展儿童医疗卫生事业，是健康中国建设和卫生计生事业发展的重要内容，对于保障和改善民生、提高全民健康素质，保障家庭幸福和民族未来发展具有重要意义。

新中国成立以来，特别是改革开放以来，我国儿童医疗保健事业有了很大的发展。近年来，特别是随着深化医药卫生体制改革的不断深入，城乡居民基本医疗保障能力、基本公共卫生服务均等化水平不断提高，儿童健康保障制度逐步建立，但仍存在着儿童卫生服务体系不健全、服务能力不足、医疗中儿童专用药品匮乏、儿科医生紧缺等问题，这其中儿童用药问题尤其突出，成为我国儿童医疗卫生事业健康发展的瓶颈，主要表现在：儿童专用剂型少、规格少、品种匮乏，不合理用药现象较普遍，药物不良反应率较高等诸多方面。究其原因，主要是我国专业生产儿童用药品的企业少，研发能力薄弱，科研投入不足；对儿童药品采购实行唯低价是取的采购政策严重影响了企业的生产积极性并阻碍了医院使用儿童药品。

关于儿童用药保障问题，国家采取了一系列措施：在医改重点工作中进一步畅通儿童用药的审评审批专门通道，加快注册审评进度；特别是在 2014 年 5 月由国家卫生计生委、国家发展改革委、工业和信息化部、人力资源社会保障部、国家食品药品监管总局、国家中医药局等部门联合发布了《关于保障儿童用药的若干意见》，对于如何鼓励儿童药的研发、生产、流通、使用作了明确规定。但是，这些规定只是停留在文件层面，没有法律依据，不具备强制执行力，并不能系统地解决儿童用药保障现存的问题。

我国《宪法》第四十九条规定：儿童受国家的保护。我国《未成年人保护法》第三条规定：未成年人享有生存权、发展权、受保护权、参与权等权利，国家根据未成年人身心发展特点给予特殊、优先保护，保障未成年人的合法权益不受侵犯。2011 年 7 月 30 日国务院发布的《中国儿童发展纲要（2011 ～ 2020 年）》提出了以下保障儿童健康成长的基本原则：

1. 依法保护原则　在儿童身心发展的全过程，依法保障儿童合法权利，促进儿童全面健康成长。

2. 儿童优先原则　在制定法律法规、政策规划和配置公共资源等方面优先考虑儿童的利益和需求。

3. 儿童最大利益原则　从儿童身心发展特点和利益出发处理与儿童相关的具体事务，保障儿童利益最大化。

因此，有必要根据国家上述法律、政策的精神，考虑儿童人身心发展特点和儿童医疗卫生事业发展现状，制定专门保障儿童健康需求的儿童用药保障条例，将现行有效的做法制度化、法律化，从鼓励研发、促进生产、完善采购、合理使用、医保激励等方面系统解决儿童用药保障的问题。

第四部分 《儿童用药保障条例》专家建议稿

第一章 总则

第一条 保障儿童基本用药需求，促进儿童用药安全科学合理使用，对于防治儿童疾病、提升儿童健康水平具有重要意义。为进一步做好保障儿童用药工作，根据《中华人民共和国药品管理法》《中华人民共和国药品管理法实施条例》和有关法律、法规的规定，制定本条例。

第二条 儿童用药，即儿科用药，是指应用于儿童患病所使用的药物，尤其是指专门在医院儿科使用的药品。儿童是一个特殊用药群体，并非“缩小”的成人，特别是新生儿的生理特点，决定了药物在儿童体内的过程与成人不同。儿童患者的特殊性决定了儿童用药的特殊性，从而要求在药品品种、剂型、规格、用法用量等方面给予更细致的考虑。

第三条 国家保护、扶持、发展儿童用药事业，确保药品质量和使用安全、规范处方行为、发挥中医药儿科传统特色优势、加强合理用药宣传和健康教育培训，进一步促进医患和谐，保障儿童用药安全，维护儿童的健康权益，全面发展我国儿童用药事业。

第四条 儿童药品的实验研究、生产、经营、使用、储存、运输等活动以及监督管理，适用本条例。在中华人民共和国境内从事儿童医疗、预防、保健、康复服务和儿童用药教育、科研、对外交流以及儿童用药事业管理活动的单位或者个人，应当遵守本条例。

第五条 国务院儿童用药管理部门负责全国儿童用药管理工作。国务院有关部门（国家卫生计生委、国家发展改革委、工业和信息化部、人力资源社会保障部、食品药品监管总局、国家中医药局）在各自的职责范围内负责与儿童用药有关的工作。

省、自治区、直辖市人民政府药品监督管理部门负责本行政区域内儿童药品的监督管理工作。县级以上地方人民政府其他有关主管部门在各自的职责范围内负责与儿童药品有关的管理工作。

第二章 儿童用药研发

第六条 建立儿童用药申报审评专门通道，向制药企业提供技术支持的鼓励研发条款，延长专利保护期。针对国外已上市使用但国内缺乏且临床急需的儿童适宜品种、剂型、规格，加快申报审评进度。新药申请需提供儿科研究计划。

第七条 建立鼓励研发创新机制。逐步建立鼓励研发的儿童药品目录，并将其纳入国家创新项目，整合优势单位协同创新研发，提升产业自主创新能力，引导和鼓励企业优先研发生产。

第八条 鼓励开展儿童用药临床试验。建立新药申请时提供相关儿童临床试验数据及用药信息的制度。

第九条 对已上市品种，要求药品生产企业及时补充完善儿童临床试验数据。国际上已达成共识的儿童用药临床试验数据的共享、减免。

第十条 建立并加强儿童用药信息收集、儿童临床试验基地建设。

第十一条 鼓励医院制剂的研发。

第三章 生产供应

第十二条 对儿童用药价格给予政策扶持，儿童专用剂型可单列代表品，不受成人药品定价水平影响；对儿童适宜剂型，研究规定较为宽松的剂型比价系数。对部分临床必需但尚在专利保护期内的进口儿童用药，建立价格谈判机制，推动降低药品价格，满足临床需求。发挥医疗保险对儿童用药的保障功能，按规定及时将儿童适宜剂型、规格和包装纳入基本医疗保险支付范围。在招标采购、医保目录、基药目录的遴选时给予重视和关注。

第十三条 优先支持儿童用药生产企业开展产品升级、生产线技术改造，推动企业完善质量管理体系，提升产品质量水平，保障用药安全。

第十四条 加强儿童用药供应使用情况监测和上市后再评价，对临床必需、易短缺的药品采取价格、采购等扶持政策，调动企业生产和配送积极性；对其中用量小的品种，研究采取定点生产或储备的方式保障供应。

第十五条 各地建立健全短缺药品供应保障预警机制，及时掌握短缺儿童用药生产动态，积极协调解决生产企业存在的突出问题和困难，提高生产供应保障能力。

第十六条 鼓励、支持并完善医院制剂的生产供应。

第四章 临床使用

第十七条 完善用药指南。发挥专业协会学术优势，组织专家总结临床用药经验及安全用药数据，形成行业共识，推动建立科学规范的儿童用药指南，引导企业研发申报，指导企业组织生产。

第十八条 加强药品说明书管理。对部分已临床使用多年但药品说明书缺乏儿童用药数据的药品，发挥专业协会作用，组织论证、补充完善儿童用药数据，引导企业修订药品说明书。

第十九条 规范处方行为，引导合理使用。各级各类医疗机构要参照国家处方集、基本药物临床应用指南和处方集，规范处方行为，推进药品使用管理信息化，提高科学诊疗和合理用药水平。发挥药师作用，加强抗生素等重点药品应用管理和评价，建立用药处方、医嘱点评制度，将点评结果作为医师定期考核和绩效管理依据，确保儿童用药合理使用。建立并完善医院制剂的监督管理机制。医师开具处方和药师调剂处方应当遵循安全、有效、经济的原则。

第二十条 开展临床使用综合评价。在全国范围内遴选具有医、教、研、防综合优势的儿童专科医院和儿科中医药诊疗水平较高的中医医院，建立健全儿童临床用药综合评价体系。以基本药物为重点，建立儿童用药临床数据库，整理分析各地儿童用药用法用量、疗效、药代动力学及配伍相互作用数据，定期开展综合评价。

第二十一条 推动儿科专科建设，加强儿科专业人才培养。完善儿科教育培训内容，制订专科培训计划，重点加强基层医务人员儿科专项培训，提高专业水平和服务能力，调动医务人员积极性。

第五章 监督管理

第二十二条 加强药品质量监管。做好安全性、有效性和质量可控性审核，严格技术要求，完善研发评估标准，严格生产流通和使用全过程监管，严厉打击制售假冒伪劣药品的行为，强化责任追究。不断完善药品不良反应监测和应急机制。